DES

DIVERSES ESPÈCES DE FORCEPS

LEURS AVANTAGES ET LEURS INCONVÉNIENTS

PAR

LE Dr J. POULLET

PROFESSEUR AGRÉGÉ A LA FACULTÉ DE MÉDECINE
DE LYON

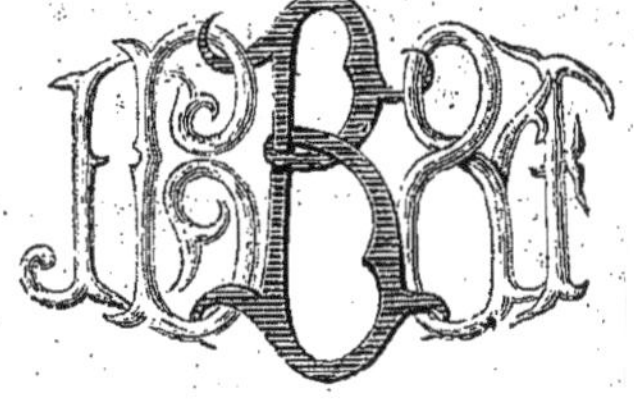

PARIS

LIBRAIRIE J.-B. BAILLIÈRE ET FILS

19, RUE HAUTEFEUILLE, PRÈS DU BOULEVARD SAINT-GERMAIN

LONDRES
BAILLIÈRE, TINDALL AND COX
20, King William street

MADRID
CARLOS BAILLY-BAILLIÈRE
Plaza de Topete, 8,

1883

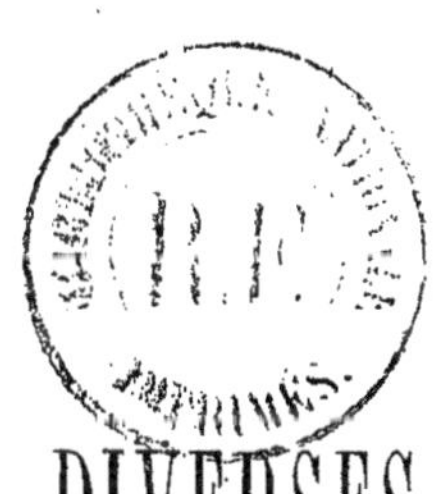

DES

DIVERSES ESPÈCES DE FORCEPS

LEURS AVANTAGES ET LEURS INCONVÉNIENTS

DU MÊME AUTEUR

De la rupture des articulations du bassin pendant l'accouchement, *Journal de médecine de Lyon*, 1864.

Sériceps et nouveau tracteur, *Lyon-Médical*, 1875.

Implantation vélamenteuse du cordon, *Annales de gynécologie*, 1879.

L'obstétrique et la gynécologie a l'étranger, *Lyon-Médical*, 1879.

Du tocographe, *Archives de tocologie*, 1880.

De l'hydrocéphalie fœtale dans ses rapports avec la grossesse et l'accouchement thèse d'agrégation, 1880.

Rapport a la Société nationale de médecine de Lyon sur la candidature du professeur Wasseige, *Lyon-Médical*, 1882.

Du forceps souple a tractions indépendantes, 1882.

Lyon. — Imp. Pitrat Aîné, rue Gentil, 4

DES

DIVERSES ESPÈCES DE FORCEPS

LEURS AVANTAGES ET LEURS INCONVÉNIENTS

PAR

LE DR J. POULLET

PROFESSEUR AGRÉGÉ A LA FACULTÉ DE MÉDECINE
DE LYON

Avec 80 figures intercalées dans le texte

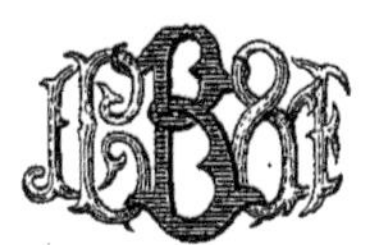

PARIS

LIBRAIRIE J.-B. BAILLIÈRE & FILS

19, rue Hautefeuille, près du boulevard Saint-Germain

LONDRES	MADRID
BAILLIÈRE TINDALL AND COX	CARLOS BAILLY-BAILLIÈRE
20, King William street	Plaza de Topete, 8

Juillet 1883

AVANT-PROPOS

Il y a trente ans qu'aucune monographie spéciale n'a été publiée sur le forceps. Pendant cette période il a été proposé un certain nombre de modifications instrumentales, qu'il n'est pas sans intérêt d'étudier dans un travail d'ensemble.

Le forceps est le moyen d'intervention le plus employé par l'accoucheur, il a été le sujet d'écrits innombrables ; il n'y a pas de maître dans notre art qui n'ait écrit quelque chose sur ce précieux instrument.

On pourrait croire que la science est définitivement assise, il n'en est rien pourtant : non seulement chaque pays professe des opinions différentes sur plusieurs points, mais encore dans un même pays, dans une même ville, des hommes également réputés soutiennent des opinions diamétralement opposées. C'est que le forceps peut personnifier la lutte entre la ligne droite et la ligne courbe, question qui sera aussi éternelle sinon aussi insoluble que la quadrature du cercle.

Ayant à apprécier les espèces de forceps, qu'entend-on par ces mots espèces de forceps? Comme c'est la première fois peut-être que cette question se pose officiellement, il nous est impossible de nous appuyer, pour la résoudre, sur les écrits des maîtres.

En histoire naturelle, l'organisation des êtres a fourni des bases logiques de classification s'appuyant sur les grandes fonctions; mais en est-il de même pour un instrument qui, sous des centaines de formes variées, vise toujours à remplir le mieux possible une seule fonction ? Aussi cette classification est-elle un point à la fois important et difficile de notre travail.

Qu'est-ce donc qu'une espèce de forceps? Cela dépend beaucoup de la personne à qui on adresse cette question, cela dépend aussi de l'époque où on la pose. Ainsi interrogé, ces jours-ci, un maître nous a répondu :

« Je n'en connais que deux espèces, ceux qui tirent dans l'axe, c'est-à-dire, qui tirent bien, et ceux qui ne tirent pas dans l'axe, et par conséquent qui tirent mal. »

Nous qui avons quelquefois utilisé un forceps souple, serions-nous presque tenté de dire : Nous n'en connaissons que deux espèces, les forceps métalliques rigides et le forceps souple.

Thénance aurait simplement distingué les forceps croisés et les forceps non croisés.

Levret aurait distingué l'espèce des forceps droits et l'espèce des forceps courbés.

D'autres ne distingueraient que les forceps symétriques et ceux qui ne le sont pas.

D'autres enfin pourraient voir une espèce de forceps comprimant beaucoup la tête et une autre espèce la comprimant beaucoup moins, etc.

On ne peut trouver dans de telles manières de voir aucune base de classification.

Nous allons essayer d'en établir une, qui est certainement très imparfaite, mais que nous croyons encore plus logique que celles qu'on pourrait lui opposer.

Elle est basée sur l'idée qui a présidé à chaque grande modification proposée. Reposant sur les tentatives faites pour améliorer l'instrument, cette classification a donc l'avantage d'être presque chronologique. L'instrument est né simplement de la pensée de saisir la tête pour avoir une prise sur elle ; cela nous fournira une première espèce, comprenant tous les forceps dont les auteurs n'avaient en vue que la prise plus ou moins facile, plus ou moins commode.

Plus tard, on s'est aperçu qu'en saisissant cette tête, on la comprime ; on a cherché à régler, à utiliser et enfin à diminuer autant que possible cette compression. Les instruments qui visent ce but feront notre deuxième espèce.

Mais cette tête saisie, pour être extraite, doit pouvoir exécuter des mouvements de rotation, de flexion, d'extension, en un mot, elle doit évoluer. Certains forceps laissent plus facilement évoluer cette tête. On a construit ou plutôt disposé des forceps pour obtenir une plus libre évolution. Nous en ferons une troisième espèce.

Enfin, plus récemment, on s'est préoccupé surtout de la direction à donner aux tractions, on a construit des forceps spécialement en vue de la direction.

Cela nous conduit à admettre quatre espèces de forceps :

1° Ceux construits seulement pour assurer la *préhension ;*

2° Ceux construits surtout en tenant compte de la *compression* ;

3° Ceux construits ou disposés pour obtenir une

traction laissant à la tête plus de mobilité, c'est-à-dire facilitant l'*évolution* ;

4° Enfin, ceux construits en vue d'économiser les forces employées en améliorant leur *direction*.

Notre thèse doit avoir pour objectif de présenter aussi clairement que possible l'état actuel de la science, en faisant un choix judicieux de ce qui a été écrit, et de séparer les points sur lesquels on est fixé de ceux qui sont encore discutables. Ce travail de compilation et d'appréciation sera le sujet de notre première partie. Dans une seconde partie, nous reprendrons les problèmes que soulève le forceps et qui n'ont pas encore été résolus d'une façon satisfaisante, nous y exposerons quelques recherches personnelles, encore presque entièrement théoriques, mais dont la pratique pourra déjà bénéficier dans une certaine mesure.

Notre titre ne comporte pas la description des cent cinquante forceps mis au jour avec l'intention d'améliorer cet instrument, nous avons plutôt à faire un travail critique sur les différentes espèces des forceps actuellement employés. Nous ne décrirons donc que ceux qui ont quelque importance et nous nous attacherons surtout aux modifications proposées depuis 1850, tout ce qui a été fait antérieurement se trouvant dans la thèse de Sonntag (Strasbourg, 1853).

Nous devons viser le présent plus que le passé, les questions d'historique n'occuperont donc dans ce travail qu'une place très secondaire. Mais par cela même notre tâche est malheureusement plus difficile ; s'il est souvent malaisé de porter un jugement net sur les œuvres des hommes disparus, il est parfois scabreux d'avoir à se prononcer entre les opinions contraires de maîtres qu'on vénère. Nous aurons à exposer les opinions divergentes de nos maîtres de Lyon et de Paris, laissant parfois le lecteur conclure entre des avis qu'il ne nous appartient pas de juger. Si nous nous sommes prononcé sans hésitation contre certaines opinions nous tenons à assurer ici que les personnes sont restées complètement en dehors du débat.

Des quatre-vingts gravures mises dans ce travail et qui m'ont permis d'abréger un peu des descriptions toujours peu intéressantes, trente-six ont été prises dans le bon traité d'accouchements que vient de publier M. Charpentier.

Nous adresserons nos sincères remerciements à cet auteur et à ses éditeurs MM. J.-B. Baillière et Fils, qui ont bien voulu mettre gracieusement ces gravures à notre disposition.

Tous nos remerciements aussi à M. Tarnier qui

nous a donné entrée dans son remarquable service de la Maternité pour des recherches que le temps ne nous a pas permis de pousser assez loin.

Enfin, que notre maître, M. le professeur Bouchacourt, veuille bien accepter l'expression de notre gratitude pour les enseignements que nous a fournis sa vaste et prudente expérience.

DES

DIVERSES ESPÈCES DE FORCEPS

LEURS AVANTAGES ET LEURS INCONVÉNIENTS

PREMIÈRE PARTIE

CHAPITRE PREMIER

MODE D'ACTION DU FORCEPS EN GÉNÉRAL

Le forceps est une espèce de pince composée de deux branches à peu près semblables et destinée à s'appliquer spécialement sur la tête du fœtus.

Telle est la définition qu'on trouve dans Cazeaux et qui est reproduite avec de légères variantes par Wasseige, par Delore et Lutaud et par Chéreau dans le *Dictionnaire encyclopédique*. Nous n'admettons pas, pour notre compte, cette définition. Bien que le mot forceps, soit le mot latin qui signifie tenailles, formé de *fortiter capio*, je prends fortement, il convient d'étendre son acception en obstétrique à des instruments pouvant avoir une forme autre que celle de tenailles.

Nous croyons qu'on peut appeler forceps tout instrument donnant une prise solide sur la tête fœtale et permettant de l'extraire des organes maternels sans préjudice soit pour la mère, soit pour l'enfant.

La première mention du forceps qui soit faite dans l'histoire remonte, d'après Churchill, à 1647 ; Peter Chamberlen, frère du célèbre Hugh Chamberlen, publia alors une brochure où il parle d'un moyen secret inventé par leur père, Paul Chamberlen, pour sauver la vie à l'enfant. On ne s'éloigne peut-être pas beaucoup de la vérité, en supposant que cette invention remonte à 1625 ou 1630. Il y a donc environ deux cent cinquante ans qu'on se sert du forceps. Mais l'instrument des Chamberlen n'a été porté à la connaissance du public que par la publicité qui lui a été donné par Chapman, seulement en 1723.

Mais Palfyn (de Gand) était venu, en 1716, montrer à l'Académie de Paris un instrument formé de deux espèces de mains parallèles, en fer, avec lesquelles on peut saisir et extraire la tête. Telle est l'origine de cet instrument inventé en double en Angleterre et sur le continent.

Le forceps actuellement est sans contredit l'instrument le plus utile en obstétrique. Delore[1] l'appelle le bistouri de l'accoucheur, il en parle ainsi : « Instrument éminemment conservateur, le forceps répondait à un besoin réel ;

[1] Delore, *Du forceps au point de vue historique et critique.* 1867.

aussi sa vulgarisation fut-elle l'évènement obstétrical le plus considérable du siècle dernier. »

Aveling[1] vient de publier sur la famille des Chamberlen et l'invention du forceps un intéressant volume d'où il ressort, par le dépouillement d'actes authentiques et d'inscriptions sur les registres des temples protestants de Southampton et de Londres, que l'inventeur du forceps est français, né à Paris vers 1560, sa famille appartenait à la petite noblesse de Tancarville (Normandie).

Protestants, son père et sa mère s'expatrièrent pour échapper à la persécution religieuse qui aboutit à la Sainte-Barthélemy. On a constaté leur arrivée à Southampton au temple protestant en 1569, l'inventeur du forceps avait alors neuf ou dix ans. Il s'appelait non pas Chamberlen, mais Chambrelan, et, en lisant plusieurs testaments de cette famille, on trouve la preuve évidente de cette *anglicisation* du nom ; car, sur ces actes, ils donnent leur nom français Chambrelan.

Budin a remarqué que Chamberlen, inventeur du forceps, est né à Paris ; que Levret, qui l'a modifié si heureusement, était à Paris ; que Tarnier, qui l'a perfectionné, habite aussi Paris. Cette remarque l'a conduit à entreprendre dans des familles normandes et aux archives de Paris des recherches pour éclaircir ce qui reste encore d'un peu vague dans l'histoire du jeune Français que le fanatisme religieux a expulsé de notre pays, et qui s'est illustré à Londres par une découverte si utile à l'humanité.

En Angleterre, la famille Chamberlen était primiti-

[1] *The Chamberlen and the midwifery forceps*, Aveling. 1882, London.

vement, dit Aveling, suspecte, mal considérée et même détestée, parce qu'ils étaient des réfugiés étrangers ; cette considération a de l'importance pour le jugement que l'on a récemment porté sur eux. Quelques auteurs disent à tort que Chamberlen a terni à jamais sa gloire en gardant pour sa famille le secret de sa découverte. Ces auteurs, en parlant ainsi, commettent un anachronisme ; ils jugent un fait de la première moitié du dix-septième siècle avec les idées généreuses et humanitaires qui seront la gloire des dix-huitième et dix-neuvième siècles. Les Anglais ont été plus logiques et plus justes envers la mémoire de Chamberlen en lui élevant un beau monument à Westminster. Vers 1630, on n'avait rien fait encore pour l'abolition de l'esclavage, les persécutions, les guerres religieuses avaient surexcité l'intérêt personnel ; les récompenses académiques n'existaient d'ailleurs pas encore pour encourager l'abnégation des savants et pousser à la vulgarisation des découvertes utiles à l'humanité. Aveling nous dit encore : « Les Chamberlen, en exploitant secrètement leur découverte, ont suivi l'usage du temps et du milieu où ils vivaient. » En se servant de son secret pour s'élever aux honneurs, un Chamberlen devint l'accoucheur de la reine d'Angleterre, et personne alors n'eut l'idée de lui faire le reproche que les classiques français récents ont plus spécialement formulé.

Je me borne à ces quelques mots sur l'origine du forceps, n'ayant pas à faire l'histoire des très nombreuses modifications proposées depuis son invention. Sa bibliographie est indiquée complètement à la fin de l'article Forceps du *Dictionnaire encyclopédique*. Les trois ouvrages ci-dessous renferment presque tout ce qui a été fait sur cet instrument avant 1850. Nous étudierons surtout ce qui a été fait depuis cette date.

RIST. *Essai historique et critique sur le forceps.* Thèse de Strasbourg, décembre 1818.

SONNTAG. *Histoire critique, des modifications faites aux forceps depuis 1817 à 1850.* Thèse de Strasbourg, 1853.

H.-F. KILIAN. *Armamentarium Lucinæ novum*, publié chez Ed. Weber, à Bonn, en 1856.

Le but poursuivi par l'accoucheur qui se sert du forceps est de suppléer à l'insuffisance des moyens naturels d'expulsion, de saisir la tête et de l'extraire, en la ménageant, c'est-à-dire, en la comprimant le moins possible, tout en distendant le moins possible et le mieux possible les parties maternelles.

Bien que nous n'ayons pas à traiter des indications du forceps, mais plutôt de son fonctionnement instrumental, de ses avantages et de ses inconvénients, nous devons dire qu'on cherche à saisir la tête à diverses hauteurs du canal génital.

On peut chercher à prendre la tête quand elle est déjà parvenue à la vulve (voir fig. 21), ayant par conséquent déjà subi les changements de direction et de position qui la disposent à sortir par ses diamètres les moins considérables. Ces applications de forceps sont très fréquentes et d'une innocuité presque complète.

Dans l'excavation pelvienne, la tête est déjà moins bien placée pour être saisie et extraite favorablement, surtout si, encore élevée, elle n'est pas complètement fléchie et si elle n'a pas exécuté la rotation qui doit amener l'occiput tout à fait en avant. Ce sont autant de mouvements dont l'opérateur devra se préoccuper en les ajoutant à sa traction.

Retenue au détroit supérieur, la tête devient d'une prise plus difficile encore ; car elle est, presque toujours, transversalement placée dans une extension plus ou moins complète. L'opérateur doit alors non seulement prendre et tirer la tête, mais encore la faire évoluer. On ne la tirerait en travers qu'au détriment de la mère et même ce serait souvent impossible quoique le bassin fût peu rétréci.

Enfin, on pourrait tenter de prendre la tête même lorsqu'elle n'est pas fixée au détroit supérieur ; elle est alors mobile au-dessus de ce détroit dans une attitude très variable. Etant donnée la forme de nos instruments actuels d'extraction, ce genre d'application de forceps est généralement déconseillé, et ce n'est guère qu'en France qu'on le tente quelquefois timidement ; mais partout on lui préfère la version, toutes les fois qu'elle est encore possible. On n'insiste pas trop dans ces cas et quand le forceps et la version ont échoué, on termine par la mutilation du fœtus.

Avant d'entrer dans la description particulière des espèces de forceps, il nous paraît indispensable d'étudier dans un chapitre de généralité ce qu'on demande au forceps.

On ne peut utiliser convenablement cet instrument sans se préoccuper des quatre conditions suivantes relatives à :

1° Son mode de *préhension ;*

2° Son degré de *compression ;*

3° La possibilité laissée à la tête pour l'*évolution ;*

4° Enfin on tire, oui, mais dans quelle *direction ?*

Examinons successivement l'action du forceps en général à ces divers points de vue.

PRÉHENSION

Le forceps est avant tout un instrument de préhension; s'il a une action dynamique, sa présence seule réveillant souvent les contractions utérines, on ne s'en est aperçu que tardivement; cette action dynamique n'a été étudiée pour la première fois que vers 1828, par Stein neveu. S'il a une action d'évolution en même temps que de traction, tout cela n'est qu'à la condition d'avoir pu tout d'abord prendre la tête. La préhension a donc été l'objectif de ses divers inventeurs.

Aussi lui a-t-on donné en tous temps une courbe céphalique des cuillers en rapport avec la courbe du crâne fœtal, à terme; c'est, en effet, dans ces conditions que la prise est la plus correcte, la plus solide, qu'on risque le moins, en un mot, de lâcher prise.

Le forceps s'applique très mal aux têtes hydrocéphales, très mal aux têtes molles macérées, ou trop petites; il tire difficilement les têtes vidées, après la perforation.

La forme et les dimensions des divers forceps ont donc été calculées pour le volume moyen des têtes d'enfants à terme; aussi l'instrument s'adapte d'autant mieux que le volume céphalique s'éloigne moins de cette moyenne, soit par excès, soit par défaut.

Faut-il aller, comme Schröder, jusqu'à proscrire l'emploi de cet instrument sur les têtes non à terme? nous ne le pensons pas. Si, pour d'autres raisons, nous sommes partisan de la version podalique pour l'extraction des enfants avant terme, dans les bassins rétrécis, nous croyons qu'en dehors de ce cas, le forceps peut très bien être utilisé de sept à neuf mois, et rendre de très précieux services.

Chaque branche de forceps constitue, pour ainsi dire, une spatule dont la partie recourbée vient s'engager au-dessus des parties saillantes de la tête. L'extrémité des cuillers forme une espèce d'angle dièdre ouvert en bas; lorsqu'on tire cet angle ne pouvant pas s'ouvrir davantage, la tête est entraînée par les plans inclinés métalliques formés par l'extrémité des cuillers.

Dans quelques cas, même sans articuler les deux branches, on peut encore avoir une certaine prise, malgré que les deux cuillers se rapprochent beaucoup, elles constituent alors un large levier qui a encore une prise, très défectueuse, il est vrai, mais enfin, on conçoit les branches de forceps agissant comme deux leviers indépendants.

Le rétroceps de Hamon est constitué sur une donnée analogue; c'est un instrument dont la prise insuffisante, peut se classer entre celle du forceps et celle du levier.

Nous disons que la tête est tirée par des plans métalliques; ils sont plus ou moins bien adaptés et leur empreinte est très variable; elle varie depuis les traces les plus imperceptibles jusqu'aux excoriations, aux attritions, aux plaies contuses des régions mastoïdiennes ou péri-orbitaires qui fournissent habituellement, en définitive, la vraie prise dans une extraction énergique. Les anciens s'étaient préoccupés d'éviter ce contact de l'acier sur les téguments de la tête fœtale. Smellie avait matelassé l'acier des fenêtres de son forceps en l'enrobant d'une enveloppe de peau souple à laquelle on a bien vite renoncé.

Plus récemment, on a obtenu dans cette voie un résultat précieux, en demandant à l'acier le summum d'élasticité compatible avec une prise solide ; cette prise arrive ainsi à s'effectuer plus largement et plus uniformément, on peut dire que le résultat obtenu par le professeur Trélat avec son forceps élastique constitue un progrès utile.

Les premières tentatives d'extraction instrumentale ont été faites avec deux branches indépendantes ; aussi bien Chamberlen que Palfyn ont agi sur des branches placées de chaque côté, seulement reliées en bas et non croisées. Tels étaient les premiers modèles de Chamberlen, tels étaient les mains de fer de Palfyn ; lorsque Grégoire, le premier, croisa les branches, ce ne fut pas tout d'abord pour serrer, mais seulement pour relier plus efficacement par le mécanisme bien connu des ciseaux et des tenailles, les deux branches jusque-là indépendantes du forceps. Malheureusement ce croisement lança bientôt dans une voie regrettable, en ce sens qu'on considéra vite l'instrument comme propre à comprimer la tête, à réduire ses dimensions pour faciliter son passage.

On cessa dès lors de ne voir dans l'instrument qu'un moyen exclusif de préhension, et le mécanisme simple du forceps commença à se compliquer de moyens destinés à éviter, à modérer la compression, tels que la crémaillère de J.-L. Petit, et les divers labimètres.

Le forceps ayant été courbé, on chercha encore à lui faciliter la prise en s'efforçant d'articuler les branches sans qu'elles soient à la même hauteur, ce fut la première tentative de prise asymétrique; elle fut faite par Levret lui-même. Les gravures contenues dans son traité montrent son forceps s'articulant par une plaque percée de trois trous pour le pivot; on pouvait donc articuler son forceps à trois hauteurs relatives d'une branche sur l'autre.

On a fait depuis les tentatives les plus variées pour obtenir l'asymétrie de la prise, suivant toutes les directions qui peuvent être utiles dans les diverses situations de la tête; les résultats de ces essais sont peu satisfaisants.

On a essayé aussi de saisir la tête à l'aide d'un forceps dont les branches sont l'une en arrière et l'autre en avant, c'est-à-dire un forceps antéro-postérieur. L'étude qui suit sur la compression de la tête par le forceps montre l'importance de ne la comprimer qu'en un seul sens.

Il serait dès lors à souhaiter de pouvoir obtenir une prise ne comprimant que dans le sens du rétrécissement du bassin. La tentative de Uytterhoven était des plus logiques lorsqu'il essaya un forceps antéro-postérieur, et on est fondé à continuer sa recherche.

Nous avons essayé nous-même par le sériceps, par un forceps souple et par un forceps général métallique agissant indifféremment dans un diamètre quelconque du bassin, de pouvoir, pour les cas exceptionnels, avoir une prise autre que celle du forceps symétrique et transverse. On verra, dans la seconde partie de cet ouvrage, ces diverses tentatives que la pratique n'a pas encore jugées.

COMPRESSION DE LA TÊTE

Qu'on le veuille ou non, le forceps qui saisit la tête pour l'entraîner, commence à la comprimer en la saisissant, puis il la comprime d'autant plus qu'on la tire plus fort.

Quand on tire avec les mains, on peut, à volonté, augmenter la pression sur les manches, à mesure qu'on tire plus énergiquement, et c'est là un avantage sur les forceps nouveaux, où l'on est obligé d'établir d'avance une certaine compression restant fixe et continue pendant les tractions, parfois même pendant leur intervalle.

Pour avoir une idée exacte des résultats de la compression du forceps, on a dû tout d'abord étudier comment se comporte la tête fœtale comprimée.

On a étudié la compression suivant chacun des diamètres de la tête isolément, puis en la produisant simultanément en deux sens, suivant deux diamètres perpendiculaires.

Des expériences de Baudelocque, Pétrequin, reprises par Delore, Budin, Labat, il résulte que la compression en un seul sens est moins dangereuse que si on l'exerce selon deux diamètres perpendiculaires l'un à l'autre.

La compression, si elle s'exercé suivant un seul diamètre, peut être portée plus loin sans occasionner des lésions, si c'est le diamètre bi-pariétal qui est comprimé; si c'est le diamètre occipito-frontal, la tête est plus réductible, mais les lésions sont plutôt à craindre.

Le cerveau retrouve suivant les deux diamètres non comprimés l'espace que lui enlève la compression selon un seul diamètre. Cette compression unique peut donc être prolongée plus longtemps impunément.

Si la tête est comprimée en deux sens, comme lorsque le forceps placé transversalement la tire contre un rétrécissement antéro-postérieur du bassin, il en résulte des conditions très fâcheuses pour la masse encéphalique ; car alors, le forceps exerce une compression transversale et le bassin produit en même temps une compression antéro-postérieure. Il en résulte d'abord, un rapprochement des circonvolutions cérébrales, un effacement des cavités ventriculaires, dont le liquide reflue dans le rachis ; il en est de même de tous les vaisseaux intracérébraux dont le liquide reflue hors de la cavité crânienne. Puis la substance cérébrale elle-même se tasse, jusqu'à ce quelle forme un corps incompressible, ensuite elle réagit elle-même contre les parois du crâne ; elle presse contre tous les points, qui échappent à la double compression du bassin et du forceps. On observe alors l'écartement des sutures, la distension des fontanelles, etc.

Le cerveau cherche à s'échapper de la cavité qui tend à devenir trop petite pour lui, et ce fait a été démontré expérimentalement et cliniquement :

Expérimentalement il peut être démontré par une tête dans laquelle on a placé un ballon de caoutchouc contenant de l'eau et mis en relation avec une colonne mercurielle (V. fig. 73).

Cliniquement, par les observations[1] de Depaul dans la

[1] Bailly, *De l'emploi de la force dans les accouchem.* Thèse d'agrég., 1866.

thèse de Bailly ; on y voit la matière cérébrale s'échapper du crâne par le canal rachidien, les trous de conjugaison et arriver dans la cavité pleurale.

La compression en deux sens ne peut être ni forte, ni continue, sans arriver à être rapidement dangereuse. Quel est le degré de réductibilité possible de la tête? Quel est le degré compatible avec la conservation de la santé et de la vie de l'enfant? On est peu fixé sur ces différents points.

Cliniquement, il résulte de l'ensemble des travaux sur ces questions, qu'on n'est pas fondé à espérer une réduction de plus de 12 à 15 millimètres, suivant le diamètre engagé dans le rétrécissement; encore est-il probable qu'il faut pour cela que le forceps ne comprime pas tout à fait perpendiculairement le diamètre à réduire, mais qu'une application oblique rende la compression moins défavorable.

Delore a constaté dans ses expériences que les pressions larges sont moins susceptibles de produire des lésions, des enfoncements, des dépressions, des fractures osseuses. Il est d'ailleurs non moins prouvé que des enfoncements, des dépressions en forme de cuiller, produites par un promontoire aigu sur la tête d'un enfant, lui ont permis de naître vivant et de continuer de vivre, tandis que cet enfant aurait probablement succombé sous l'influence d'une réduction égale de ce diamètre, produite par des pressions plus étendues.

Labat, après avoir rappelé les expériences des auteurs qui, avant lui, se sont occupés de la compressibilité de la tête, Baudelocque, Gall, Pétrequin, Joulin, Delore et Budin, a institué, sous la direction de Tarnier, des expériences plus précises dont voici les conclusions :

« 1° Avec des pressions continues de 15 kilog., prolongées pendant deux heures, on obtient des réductions de 7 à 8 millimètres sur le diamètre bi-pariétal, un peu plus fortes sur le diamètre occipito-frontal. Les réductions ne sont guère plus considérables, lorsqu'on prolonge la compression pendant un temps beaucoup plus long (douze heures).

« 2° Le diamètre bi-temporal est bien plus réductible que le diamètre bi-pariétal. Les diamètres transverses de la tête sont de plus en plus réductibles à mesure qu'on s'éloigne, selon une ligne droite, des bosses pariétales pour se rapprocher de la naissance des sutures fronto-pariétales.

« 3° Les pressions limitées sont plus efficaces que les pressions larges pour produire des réductions sur le diamètre bi-pariétal. Sous la pression limitée, la réduction se fait surtout par déformation ou enfoncement ; sous la pression large, elle se fait surtout par chevauchement. Les réductions sont plus considérables lorsque les pressions limitées ne se correspondent pas sur la tête du fœtus, c'est-à-dire lorsqu'elles ne s'exercent pas aux extrémités du même diamètre.

« Ajoutons que de nouvelles recherches sont nécessaires sur ce dernier point, car nous n'avons fait qu'une expérience.

« 4° Lorsqu'à l'aide du forceps on exerce sur le diamètre bi-pariétal une compression de 15 kilog., la perforation préalable de la voute du crâne au niveau de la suture sagittale ne favorise pas beaucoup la réduction. Cette perforation favorise, au contraire, la réduction, si on exerce sur le diamètre bi-pariétal une compression limitée.

« 5° Le diamètre bi-pariétal perd presque complètement sa réductibilité lorsque la tête est serrée du front à l'occiput.

« 6° Lorsqu'on ne comprime qu'un seul diamètre de la tête, l'augmentation compensatrice se disséminant sur tous les autres est peu sensible sur chacun d'eux ; mais si on comprime en même temps les diamètres transverses et les diamètres antéro-postérieurs, les diamètres verticaux, subissant seuls l'augmentation compensatrice, s'allongent notablement » (lisez allongement de 6 millimètres).

Ceci étant dit sur la façon dont se comporte la tête au point de vue de sa compressibilité, voyons comment le forceps exerce la compression.

La compression du forceps est de deux genres différents : elle est active, c'est-à-dire faite directement, soit par la main de l'accoucheur serrant les manches de l'instrument croisé, soit par la serviette dont on enveloppe la partie moyenne du forceps Thenance, soit enfin par la courroie de cuir dont Chassagny entoure la partie moyenne de son forceps. Nous placerons encore dans la compression active celle qu'exerce le forceps pendant la traction ; en effet, l'instrument n'assure sa prise sur la tête qu'après un glissement plus ou moins étendu. Pendant ce déplacement du forceps, un même diamètre de la tête arrive à être saisi par deux points des cuillers qui sont de plus en plus rapprochés ; il résulte de là que la compression est plus forte à la fin de la traction qu'au commencement, en supposant même que la pression sur les manches n'ait pas varié.

L'autre genre de compression peut être appelé compression passive, comme le fait le professeur Pajot ; nous ne pouvons pas en donner une idée plus exacte qu'en citant ce passage de sa thèse d'agrégation :

« Cette compression, comme je l'indique depuis longtemps dans mes cours, se fait de deux façons très différentes, et qu'il convient de ne pas confondre ; ou bien elle est, comme je l'appelle, active, c'est-à-dire que la pression exercée sur les manches de l'instrument par l'effort de l'accoucheur se transmet avec les mêmes limites sur le crâne du fœtus saisi entre les cuillers, ou bien elle est passive, et j'entends par là un phénomène assez compliqué que je vais tâcher de faire comprendre.

« Les branches du forceps étant placées l'une après l'autre dans un anneau résistant et étroit, juste assez large pour laisser passer l'instrument, l'articulant alors après avoir passé entre ses cuillers une tête de fœtus plus volumineuse que les dimensions de l'anneau, si l'on vient à exercer des tractions directes, sans compression aucune, tendant à entraîner la tête à travers le cercle qui est fixé, à mesure que le forceps s'engagera dans celui-ci, la compression qu'il exerce sur la tête augmentera de plus en plus, parce que l'anneau étroit fera sur l'instrument l'effet de ces viroles des instruments en cuivre dont se servent les dessinateurs (porte-crayon).

« Faisons l'application au bassin. L'accoucheur sera certes étranger à toute compression active, et cependant l'action compressive du forceps pourra, par ce mécanisme, être portée si loin que des fractures du crâne en seront la conséquence. »

Cette compression passive par le mécanisme du porte-crayon s'observe surtout dans les bassins généralement rétrécis ou transversalement rétrécis au détroit supérieur. Elle s'observe encore dans les bassins cyphotiques ; mais alors, elle ne s'exerce plus au détroit supérieur, mais bien entre les ischions, il y a alors, entre chaque cuiller du forceps et le point correspondant du détroit supérieur, un espace assez grand qui est perdu pour l'engagement de la tête. Dans ces bassins, lorsque la compression indirecte se produit, elle est toujours faite par les ischions ou les branches descendantes du pubis, en un mot, par le détroit inférieur. Dans ces cas, qui sont fréquents, cette compression passive joue un rôle capital, car elle empêche la tête d'utiliser tout l'espace transversal du détroit supérieur ; elle empêche l'occiput de glisser transversalement pour se rapprocher de l'extrémité du diamètre transverse, ce qui permettrait le passage à travers le rétrécissement d'un diamètre céphalique plus voisin du diamètre bi-temporal. L'on sait, en effet, que non seulement le diamètre bi-temporal est plus petit, mais qu'il est encore beaucoup plus réductible [1]. Dans les bassins plats ou rachitiques, cette compression indirecte n'existe pas ; c'est dans ces cas que le forceps pourrait glisser facilement si on ne faisait une certaine compression sur les manches, car il y a de la place transversalement.

Cette compression passive est un des graves inconvénients de tous les forceps placés transversalement, celui de Tarnier comme les autres, et un progrès réel sera fait si on peut arriver à avoir sur la tête une prise qui n'exerce pas de compression transversale.

A part la compression du forceps soit active, soit passive, il existe la compression directement exercée par le bassin ; elle est produite par le diamètre rétréci, c'est

[1] Thèse de Budin, 1876, p. 102.

à-dire, plus de neuf fois sur dix, entre le promontoire et le pubis. Elle s'exerce même dans les accouchements spontanés ; ce fait est connu depuis longtemps, il suffirait d'en donner pour preuves quelques observations de Mme Lachapelle, entre autres l'observation II qui suit le onzième mémoire :

Rétrécissement rachitiquo, accouchement spontané, enfoncement profond du pariétal droit dû à l'angle sacro-vertébral et accompagné de fracture, mort de l'enfant le quatrième jour.

Si de semblables lésions peuvent se produire uniquement par le bassin, lorsque les contractions musculaires seules poussent le fœtus, cette action du bassin, à plus forte raison, joue-t-elle un grand rôle, lorsque cette tête est fortement tirée contre le promontoire par un instrument d'extraction quelconque.

Il est certaines conditions de la construction même du forceps qui influent beaucoup sur la compression qu'on exerce par son intermédiaire.

Chaque branche constitue un levier dont le point d'appui est l'articulation. Ainsi, si vous exercez une compression manuelle sur l'extrémite des manches, la compression èst d'autant plus puissante sur la tête que les manches sont plus longs.

Cette compression, d'autre part, est d'autant moins puissante que les cuillers qui agissent sur la tête sont plus éloignées du point d'articulation des branches. Un bon forceps doit donc avoir des manches courts et des branches longues au-dessus de leur point d'articulation. Sous ce rapport, le meilleur est certainement le forceps de Thénance, dont on peut calculer ainsi la compression :

Il a 47 à 48 centimètres du point d'articulation à l'extrémité des cuillers ; supposons qu'à 6 centimètres de la goupille d'articulation, on rapproche les branches avec une force de 8 kilogrammes, on exercera à l'extrétrémité des cuillers une compression de

$$\frac{8 \text{ kil.} \times 0 \text{ m. } 06}{0 \text{ m. } 48} = 1 \text{ kilogramme.}$$

Avec un forceps croisé, dont le pivot serait à égale distance de l'extrémité des manches et de l'extrémité des cuillers, une force de 8 kilogrammes comprimant l'extrémité des manches transmet à l'extrémité des cuillers une force égale de compression, c'est-à-dire 8 kilogrammes. Hâtons-nous de dire que le forceps ordinaire, du type de Levret, n'est pas aussi défavorable, les manches n'ont que 20 centimètres, les cuillers ont 25 centimètres ; d'un autre côté, on comprime avec la main, non l'extrémité des manches, mais un point des manches qui est environ à 10 centimètres de l'articulation ; on peut, dès lors, faire ainsi le calcul :

$$\frac{8 \text{ kil.} \times 0 \text{ m. } 10}{0 \text{ m. } 25} = 3 \text{ kil. } 200.$$

Enfin, il va sans dire que toute direction vicieuse dans la traction, rendant nécessaire une force plus grande, il en résulte une compression beaucoup plus considérable pour obtenir le même effet utile de déplacement céphalique.

L'homme qui aujourd'hui défend avec le plus de conviction la cause des forceps non croisés est Chassagny. Nous acceptons, pour notre compte, une grande partie de ses idées ; ce que nous venons de dire le prouve ; nous lui accordons qu'il est dans le vrai en prétendant que son forceps comprime moins que les forceps croisés, toutes choses égales d'ailleurs. Mais, où nons avons le regret de nous séparer de lui, c'est lorsqu'il soutient que, réduite à ces proportions, la compression transversale de la tête est utile à son engagement. Nous prétendons, au contraire, que la tête se réduirait plus favorablement, selon le diamètre engagé, si le forceps pouvait la tirer sans exercer aucune compression transversale. Nous restons d'accord avec la plupart des classiques qui disent que le meilleur forceps est celui qui comprime le moins ; nous n'ajoutons qu'un mot : *transversalement*.

Nous croyons donc logique de chercher des forceps ayant une prise solide, mais n'exerçant pas de compression transversale. Nous terminons ces considérations par les conclusions suivantes :

La compression transversale est défavorable à l'engagement dans les bassins rétrécis, selon le diamètre antéro-postérieur ; c'est une nécessité fâcheuse qu'on subit sans la rechercher. Pour être le moins défavorable possible, la compression doit s'exercer d'une façon *lente*, *graduelle* et être fréquemment *interrompue*.

Elle doit, autant que possible, ne s'exercer que dans un seul diamètre de la tête.

On se rapproche de cette condition, autant que faire se se peut, en mettant le forceps très obliquement ; il comprime alors dans une direction se rapprochant de celle du rétrécissement à franchir.

ÉVOLUTION

Dans l'accouchement, la forme de la filière osseuse, de même que la forme de l'ovoïde crânien, rendent nécessaires des mouvements réguliers, prévus, qui constituent l'évolution céphalique. Ces mouvements évolutifs sont de deux ordres: l'un relatif à la flexion ou extension, l'autre à la rotation de l'ovoïde autour de son axe longitudinal.

La tête est un ovoïde articulé sur la colonne vertébrale, en un point intermédiaire entre le pôle occipital et le pôle mentonnier, mais un peu plus près de l'occiput que du menton.

La colonne, dans l'immense majorité des cas, en poussant l'ovoïde, fait progresser surtout le pôle occipital, jusqu'à ce que le grand axe de l'ovoïde vienne en parallélisme avec l'axe de la colonne; la tête est alors complètement fléchie : ou bien c'est le pôle mentonnier qui progresse le premier, et alors l'axe de l'ovoïde tend encore à se rapprocher de l'axe de la colonne; mais le menton venant le premier, la tête est complètement défléchie.

Enfin, si les deux pôles progressent également, le grand axe de l'ovoïde reste presque perpendiculaire à l'axe de la colonne; on dit alors que la tête est en demi-flexion, ou demi-déflexion, expressions tout à fait synonymes en langage obstétrical; mais, dans ce cas, l'ovoïde crânien tend à s'engager transversalement dans la filière pelvienne, tandis que dans les deux premiers cas il s'engage longitudinalement.

Entre ces trois situations types, choisies pour la facilité des démonstrations, nous pouvons trouver tous les degrés d'inclinaison possibles. La sortie de la tête ne peut se terminer régulièrement qu'après que la flexion ou la déflexion est devenue complète ; car la tête progresse alors, placée longitudinalement dans le canal génital, en ne lui offrant que ses diamètres transverses et non ses diamètres obliques ou longitudinaux.

On comprend, dès lors, toute l'importance de savoir comment le forceps saisit la tête et comment il l'entraîne, et de savoir s'il la saisit avant que ce mouvement de flexion ou d'extension soit complet.

Un autre ordre de mouvements est nécessaire : le pôle qui s'avance le premier doit pouvoir, pendant le dégagement de la tête, exécuter un mouvement contraire à celui qui l'a tout d'abord abaissé ; il va devoir se relever vers le torse fœtal, or, ce relèvement n'est possible que si ce pôle se dirige en avant sous la symphyse pubienne. Cela a donc nécessité une rotation, pour ramener en avant la partie qui seule peut s'engager sous la symphyse.

Lorsque la tête est saisie par un forceps, avant que ces divers mouvements ne soient achevés, il est presque indispensable qu'ils puissent se compléter soit que la tête tourne entre les cuillers de l'instrument, soit que l'adaptation des cuillers étant intime, celles-ci accompagnent ou même dirigent le déplacement céphalique désiré.

Le forceps doit donc être étudié au point de vue de cette évolution de la tête et même comme instrument d'évolution.

Il est généralement admis que le forceps serrant la tête, et sa courbure céphalique étant convenable, les cuillers font corps avec l'ovoïde crânien; il n'y a donc de déplacements possibles que ceux que peut exécuter le forceps. Toutefois, si on cesse de serrer l'instrument, ou si on le désarticule, la tête peut retrouver une certaine mobilité dans les cuillers du forceps. On fait souvent pour cela cette petite manœuvre, très recommandée par les Allemands, de désarticuler le forceps pour qu'une contraction utérine survenant puisse fléchir plus complètement la tête, ou produire un certain degré de rotation. Ceci constitue une première ligne de conduite pour permettre l'évolution qui pourrait se produire spontanément. Une autre ligne de conduite consiste à n'imposer aucune direction particulière au forceps, à le tirer par des moyens lui laissant toute liberté d'évolution en tous les sens possibles.

Cette mobilité, cette liberté du forceps a été érigée en principe par Chassagny. Cet auteur en a tiré lui-même, et théoriquement et pratiquement, toutes les déductions utiles. Nous n'avons qu'à adapter ce principe à tous les instruments de traction, sans toutefois leur enlever la possibilité, à un moment donné, d'être employés comme levier, si le besoin l'exige.

Enfin, une troisième ligne de conduite consiste à se servir du forceps lui-même pour produire soit des mouvements de levier, soit la rotation. La rotation de la tête produite à l'aide du forceps, lorsqu'elle est désirable, est encore aujourd'hui un des points de pratique les plus vivement discutés. Admise et recommandée par beaucoup d'auteurs, elle est déconseillée par Stoltz, Pajot, Grenser, Hyernaux, Villeneuve, Sentex, Chassagny, etc.

Ce dernier a une théorie de ce qu'il appelle les occipito-postérieures normales et celles qui sont anormales ; il n'admet pas qu'on puisse sans danger exposer un enfant à une torsion du cou de près de 180°.

Grenser, dans le traité de Nægele, s'exprime si nettement contre toute tentive instrumentale de rotation, que nous croyons, devoir citer ce passage, pour montrer la distance qui sépare ces accoucheurs de l'opinion soutenue par la jeune école française :

« Il faut, dit Grenser, tenir compte de l'action du forceps *comme levier*. En imprimant à la tête des mouvements de latéralité et de rotation, on l'ébranle et on la met à flot, pour ainsi dire ; puis on la fait avancer en la mettant successivement en contact avec d'autres points du bassin. C'est à une variété de ce mode d'action qu'on rapporte la manœuvre par laquelle on ferait à volonté tourner la tête au moyen du forceps, notamment pour changer sa position primitive en une autre plus favorable. Nous pensons quo cette rotation de la tête au gré de l'opérateur n'existe, en général, que dans l'imagination de ceux qui pensent la produire. Dans les cas faciles, de pareilles tentatives sont complètement superflues, car la tête opère même entre les cuillers, sous la simple influence des tractions, les rotations qu'elle fait habituellement pendant sa progression spontanée à travers le bassin. D'un autre côté, dans les cas difficiles, ou bien cette manœuvre est inexécutable, parce que le forceps tourne seul autour de la tête sans entraîner celle-ci, ou bien, si on emploie la violence pour l'exécuter, elle est très dangereuse. »

Les partisans de la rotation instrumentale s'appuient sur ces expériences de Tarnier, que nous citons textuellement :

« Il résulte, en effet, des nombreuses expériences que j'ai faites sur les cadavres des enfants nouveau-nés, que lorsque l'on fait exécuter à la tête une rotation d'un demi-cercle, et qu'on ramène le menton au niveau du dos, et par conséquent l'occiput au niveau du sternum, tout en maintenant les épaules immobiles, ce mouvement ne se passe pas seulement dans l'articulation atloïdo-axoïdienne, mais dans toute la longueur de la région cervicale et d'une partie de la région dorsale, dont les vertèbres se tordent en spirale. Cette expérience ne peut se faire qu'en déployant une grande force, pour faire exécuter à la tête une rotation aussi étendue, et néanmoins, une dissection minutieuse ne m'a révélé aucune lésion appréciable dans le rachis ou dans la moelle épinière.

« Mais, dira-t-on, si les vertèbres se tordent, le canal rachidien doit s'aplatir et comprimer la moelle épinière. Pour aller au devant de cette objection, j'ai institué d'autres expériences, dans lesquelles j'ai substitué à la moelle épinière une colonne liquide, qui pouvait refluer dans un tube de verre placé à l'extérieur. Toute compression du canal rachidien faisait monter le liquide dans le tube, et en faisant exécuter à la tête une demi-rotation, le liquide restait immobile. Comme contre-épreuve, je fléchissais très fortement la tête, et le liquide refluait aussitôt dans le tube. J'avoue que je ne m'attendais pas à ce résultat, mais il m'a convaincu que la rotation exagérée expose moins à la compression de la moelle épinière, qu'une flexion aussi considérable que l'on est obligé de produire, pour dégager l'occiput en arrière dans les positions postérieures. Il est bien entendu que, dans cette comparaison, je n'avais en vue que la compression proprement dite du canal rachidien. »

Ribemont, par de nouvelles expériences, a vérifié et complété encore les résultats obtenus par Tarnier : En faisant congeler des fœtus dans cette situation de rotation cervicale forcée, des coupes pratiquées horizontalement et verticalement ont permis d'étudier les déplacements produits sur la moelle et les méninges rachidiennes. Récemment, Ribemont, dans une de ses leçons d'agrégation, nous exposait les résultats de ses recherches en termes capables d'entraîner toutes les convictions. Les coupes de Ribemont lui ont montré les particularités suivantes :

« 1° Ainsi que l'avait vu Tarnier, la torsion du cou se répartit sur toute l'étendue de la colonne cervicale, et les six à sept premières vertèbres dorsales ;

« 2° Loin de se passer exclusivement ou principalement au niveau de l'articulation atloïdo-axoïdienne, la torsion n'est pas plus accusée pour les premières vertèbres cervicales que pour les dernières.

« 3° En aucun point, il n'y a de déformation ni d'aplatissement du canal rachidien ;

« 4° La moelle occupe le centre de ce canal. Elle n'est donc exposée à aucune compression, mais elle subit une torsion sur son axe, parallèle à celle que subissent les vertèbres. »

Le professeur Depaul est, à Paris, un des partisans de la rotation artificielle par le forceps.

Charpentier, après avoir cité les résultats obtenus par Tarnier et Ribemont, se déclare franchement, pour son compte, partisan de la rotation artificielle. Il la pratique toutes les fois que cela lui est possible.

En ce qui nous concerne, nous nous déclarons comme lui partisan de la rotation instrumentale ; nous ajoutons seulement qu'il importe au plus haut point de savoir la faire, et de tenir bien compte de l'instrument avec lequel on agit. Si on a un forceps droit ou presque droit, cette rotation est des plus faciles. Si, comme cela arrive le plus souvent, on agit avec un instrument courbé, il faut tenir compte de cette courbe et agir comme cela sera dit plus loin (p. 86).

Enfin l'instrument lui-même, pour permettre plus facilement ces rotations ne doit pas être trop volumineux ; il doit n'ajouter que le moins possible de volume à la tête ; il doit être assez élastique pour se mouler sur elle autant que faire se peut.

L'intervention doit, pour réussir, être lente, patiente, réitérée, et l'on ne doit agir qu'avec une grande douceur.

DIRECTION

Nous nous occupons seulement de la question instrumentale ; nous n'avons donc pas à entrer dans la description anatomique de la filière osseuse du bassin, ni dans la discussion des travaux considérables faits pour élucider l'axe théorique de la filière pelvienne. Les recherches de François Muller, Bang, Carus, Choulan, et même Nægele, ont occupé, dans la science, plus de place qu'elles n'en méritent réellement ; nous adoptons en grande partie les idées de Fabri (de Bologne) sur la descente de la tête en ligne droite ou a peu près, jusqu'au bas de l'excavation pelvienne, doctrine soutenue avec talent par Sabatier[1].

Nous admettons, avec Fabri, que c'est seulement lorsque la tête est arrivée, à peu près en ligne droite, au fond de l'excavation, que la partie inférieure du sacrum et le coccyx commencent à lui donner une direction curviligne, que le périnée accentue de plus en plus. La tête pivote alors autour du bord inférieur de la symphyse pubienne.

Jusqu'au fond de l'excavation, la partie saillante de la tête glisse contre la face postérieure de la symphyse, en subissant de la part de la paroi postérieure de l'excavation un effet de réduction, si cela est nécessaire, mais ne subissant aucun effet de direction, si la concavité du sacrum est assez éloignée pour ne pas réduire la tête. Il ne faut pas supposer que, par amour platonique de la ligne courbe, la tête cesserait un seul instant d'être en contact avec la symphyse pubienne, uniquement parce que le point correspondant du sacrum serait très éloigné; non, il n'en est pas ainsi, si la partie moyenne du sacrum est très éloignée de la symphyse, ce point du sacrum ne touchera pas la tête et voilà tout, mais celle-ci ne cesse pas d'être dirigée par glissement et contact contre la face postérieure de la symphyse ; or, celle-ci est sensiblement droite, parfois un peu convexe, parfois légèrement concave.

La descente se fait donc à peu près entière dans la direction de l'axe du détroit supérieur, qu'on peut considérer comme la ligne droite réunissant l'ombilic au

[1] Sabatier. *De la descente dans les bassins normaux.* Th. Lyon, 1880.

coccyx. Voilà, pour nous, la direction approximative des tractions à opérer jusqu'au moment où la tête rencontre le périnée, c'est-à-dire dans toute l'excavation. Ensuite, elle doit suivre un trajet curviligne, c'est certain.

Le trajet à parcourir étant droit d'abord, courbe ensuite, voyons comment on peut se servir du forceps pour faire parcourir à la tête ce trajet sinueux.

Mais avant, nous devons examiner quels sont les divers genres de déplacement qu'on peut imposer à un forceps :

Procédons du simple au composé, voyons comme on agit par les mouvements simples :

On ne peut procéder que par traction ou rotation. On peut faire :

1° Une *traction* (ou une *poussée* qui est le contraire, mais se comporte de même, quant à la rectitude du trajet parcouru) ; 2° une *rotation* dans un sens variable à l'infini.

Ce sont là les seuls mouvements élémentaires que les mains ou les machines puissent imprimer à un forceps.

En se combinant, ils peuvent produire des déplacements complexes, mais parfaitement prévus, si on analyse les mouvements élémentaires qui se sont combinés ensemble.

Étudions brièvement chacun de ces mouvements élémentaires :

Traction. — Qui dit traction, dit force employée en ligne droite. L'esprit ne peut pas concevoir une traction en ligne courbe. Par une traction, vous ne pouvez déplacer un objet suivant un trajet curviligne qu'en changeant d'instant en instant la direction (toujours rectiligne) de votre traction ; mais, à un moment quelconque de votre effort, il s'exerce en ligne droite.

Cependant il arrive souvent qu'une traction prolongée, sans changement de direction, a fait parcourir un trajet courbe au mobile qu'elle entraîne; mais alors il a dû intervenir un autre agent, le plus souvent une disposition instrumentale, transformant notre traction rectiligne en une force agissant suivant un trajet qui, lui, n'est plus en ligne droite. Faisons l'application de cette donnée à l'acte de l'extraction de la tête par le forceps : Lorsqu'on arrache une tête et qu'elle a parcouru un trajet courbe malgré la rectitude de la traction, il faut qu'on ait changé fréquemment ou insensiblement le sens de l'effort; ou bien, si on a tiré presque tout le temps dans une direction unique, le canal parcouru a lui-même joué le rôle d'un agent intervenant pour changer la direction du corps entraîné; ce changement ne se fait pas sans frottements, sans froissements de tissus que l'accoucheur doit chercher à éviter en tirant le plus possible dans la direction voulue.

Rotation. — La main peut, sans l'intervention d'aucun autre agent, imprimer un déplacement curviligne à l'extrémité d'une tige d'une forme quelconque, comme un forceps. Il suffit, par exemple, de prendre la tige à pleine main et d'imprimer au poignet un mouvement de rotation autour de l'axe de l'avant-bras. Chaque extrémité de la tige décrit alors des arcs dont le rayon exact est la ligne droite reliant le milieu de la main à cette extrémité. Ces rotations peuvent, bien entendu, être imprimées dans tous les sens, autour de tous les axes possibles.

Ces deux mouvements du forceps, traction (ligne droite), rotation (ligne courbe) sont les seuls, avons-nous dit, qu'on puisse imprimer à un forceps. Tous les trajets possibles peuvent résulter des combinaisons variées de ces deux mouvements élémentaires agissant alternativement ou simultanément dans des proportions variées.

Si, ce qui arrive très rarement, on pousse un point quelconque du forceps, quelle que soit la direction de cet effort, on peut lui appliquer le raisonnement ci-dessus relatif à la traction ;. le trajet produit par la poussée est toujours une ligne droite, mais une transformation de cette poussée peut rendre le trajet curviligne ; si vous agissez sur un levier, par exemple, vous agissez en ligne droite, mais la tige elle-même, ne pouvant que pivoter circulairement autour du point d'appui, devient une disposition instrumentale vous obligeant d'instant en instant à modifier la direction de votre force: il en résulte un déplacement curviligne.

Ces quelques données de mécanique élémentaire paraîtront peut-être arides, on n'a pas l'habitude de les voir figurer dans les publications obstétricales; elles nous ont paru indispensables à rappeler, pour que l'opérateur qui tient un forceps sache dans quel sens et de quel manière il opère, de façon à n'avoir pas de surprise; tous les mouvements doivent être assez connus, assez familiers à son esprit, si nous pouvons ainsi nous exprimer, pour qu'il ait d'avance calculé les conséquences, la direction produite, les résistances à vaincre, les transformations de trajet; rien ne doit étonner un opérateur. Par la réflexion, il doit s'être complètement initié à ces éléments de mécanique. Quand il tire avec les mains, avec une machine, la direction de son effort doit être bien connue avec ses conséquences possibles, et toutes les transformations de trajet que les dispositions anatomiques vont imposer doivent être attendues.

Quand l'opérateur agit par le mécanisme du levier, qu'une opération intellectuelle instinctive lui rappelle, malgré lui presque, qu'il multiplie son effort dans des proportions que lui indique la longueur de son bras de levier, qu'il perd en étendue du chemin parcouru ce qu'il a gagné en multipliant la force employée, qu'il se souvienne surtout qu'il n'agit souvent qu'en déprimant (fortement quelquefois) une région des parties de la femme qui sert de point d'appui.

On ne doit pas agir par le mécanisme du levier sans songer à ces trois choses :

Multiplication de la force,

Diminution d'étendue dans le chemin parcouru,

Choix du point d'appui que l'on prend (car on peut le prendre sur ses mains et non sur la femme elle-même).

Quelques accoucheurs ont conseillé d'agir sur le forceps par un mouvement rotatoire, comme avec une vrille qu'on retire d'un trou qu'elle vient de percer ; ce mode d'action ne semble pas rendre de services réels, il multiplie surtout les frottements sur de grandes surfaces, et nous devons déconseiller d'avoir recours à ce genre de mouvements.

Dire ce à quoi on doit songer en se servant du forceps comme levier, c'est dire que nous adoptons ce mode d'action ; oui, et très franchement, nous repoussons complètement la doctrine qui consiste à dire : vous devez vous borner à tirer sur un forceps, à ne faire que tirer ! Non, certes, ce serait là nous priver d'une ressource précieuse dont, depuis des années, nous avons apprécié toute la valeur.

Les mouvements de latéralité du forceps, qu'approuve complètement le professeur Bouchacourt, sont très utiles, mais il y a moyen de les faire. Ce sont, en définitive, des mouvements de levier. On peut simplement agir à l'extrémité des manches en faisant un levier du premier genre, dans lequel un point de la tête prend son appui sur un point des voies génitales de la femme; c'est la façon la moins favorable d'agir. Sans proscrire tout à fait ce genre d'action, nous recommandons de ne l'employer que très prudemment et de ne produire comme cela que des déplacements d'une très faible étendue. Ne faites alors que de très petits efforts, multipliés autant qu'il le faudra, en changeant leur direction, car alors chaque effort nouveau prend un nouveau point d'appui ; et n'oublions pas que les contusions légères et étendues sont moins graves qu'une lésion limitée, qui, en ouvrant des vaisseaux, ouvre la porte d'entrée aux matières septiques.

Il est une façon d'agir sur le forceps par le mécanisme du levier que nous recommandons particulièrement ; elle est très efficace et assez inoffensive ; c'est la suivante : Agissez sur l'extrémité du forceps ou sur un autre point des manches, si vous voulez un levier moins puissant, mais surtout prenez un point d'appui en dehors des tissus de la femme, sur l'une de vos mains, par exemple, comme dans la manœuvre de Pajot.

Ou bien encore, si vous vous servez de moyens mécaniques, trouvez un point d'appui sur votre appareil lui-même. Ce dernier moyen nous a rendu souvent d'excellents services. Nous venons d'exercer une traction à l'aide de rubans que la vis vient de tendre ; pendant qu'ils sont tendus, si nous déplaçons par un mouvement de levier l'extrémité des manches du forceps, quel est alors le point d'appui ? Évidemment, ce sont les rubans eux-mêmes qui se tendent davantage et fournissent un appui qui ne meurtrit pas les voies génitales de la femme. Ceci est plus particulièrement utile lorsque la tête est arrivée sous la symphyse pubienne et qu'il faut la faire basculer pour le dégagement. Alors, si vous n'avez pas de rubans tirant le forceps en bas et que vous agissiez avec votre instrument par le mécanisme du levier, vous prenez votre point d'appui sur les os, sur l'arcade pubienne où la tête vient appuyer et contondre plus ou moins les parois du vagin. Si, au contraire, vous avez des rubans en dessous, tirant votre forceps en bas, vous pouvez utiliser plus impunément votre instrument comme levier, vos rubans se tendent plus énergiquement, voilà le point d'appui ; il ménage d'autant les tissus maternels qui sont sous l'arcade pubienne.

Nous ne saurions trop recommander ces considérations aux réflexions, aux méditations des accoucheurs ; si nous insistons sur ce point, si nous y revenons plus loin dans la seconde partie de ce travail, c'est à dessein que nous le faisons. Depuis dix ans que nous employons ce moyen de dégagement dans les cas difficiles, il nous a rendu de si grands services que nous souhaitons de voir se graver cette ressource en gros caractères dans l'esprit des accoucheurs.

CHAPITRE II

PREMIÈRE ESPÈCE

FORCEPS AYANT POUR BUT SURTOUT LA PRÉHENSION DE LA TÊTE

Cette espèce comprend deux types différents : le type des forceps droits et le type des forceps courbés

PREMIER TYPE — FORCEPS DROITS

De Chamberlen à Levret, le forceps était dépourvu de courbe pelvienne. Ce n'est que vers 1745 que trois hommes, Levrét, Smellie et Pugh, presque simultanément, travaillèrent à adapter la forme du forceps à celle du canal qu'il doit parcourir, ils lui donnèrent la courbe pelvienne ; il est définitivement établi que la priorité de cette découverte appartient à Levret, qui l'a publiée le premier en 1747. Jusqu'à cette époque, le forceps était donc tout à fait droit ; mais, en perfectionnant ainsi l'instrument, ne lui a-t-on enlevé aucun des avantages de sa simplicité primitive ? Si, nous devons le constater ici. On lui a enlevé quelques avantages du forceps droit qui sont : la direction plus facile des tractions et son aptitude à faire exécuter aisément la rotation de la tête.

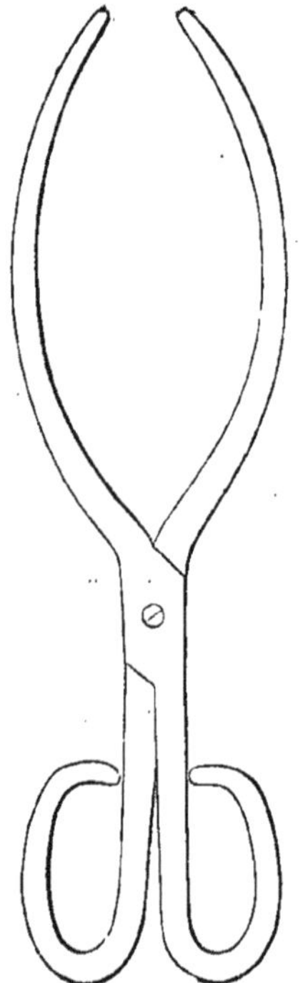

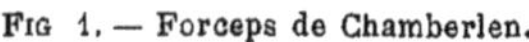

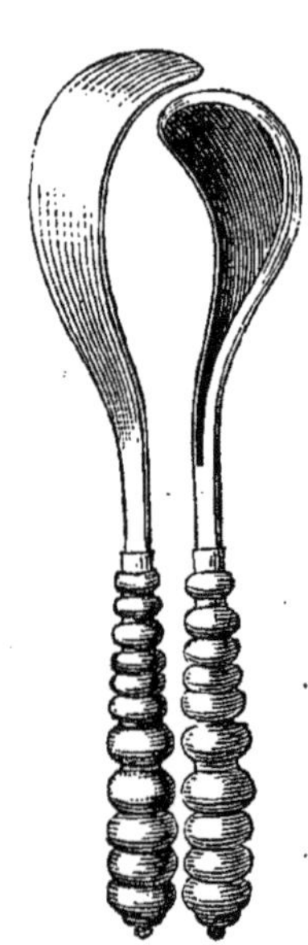

FIG 1. — Forceps de Chamberlen.

FIG. 2. — Forceps de Palfyn.

Autant il est facile, par la pensée, de suivre un instrument droit, de savoir où est son extrémité déjà profondément engagée dans les parties maternelles ; autant il est nécessaire de faire par la pensée un certain calcul, pour suivre un instrument courbé et rechercher son extrémité. Cela est plus nécessaire encore, si un certain mouvement de rotation a déplacé cette extrémité, il faut alors que l'esprit tienne compte et de la courbure, et du sens, et du degré de cette rotation. Au point de vue de la direction des tractions, on peut dire que la courbure du forceps n'a pas assez préoccupé les accoucheurs pendant un siècle, et qu'on s'est trop souvent servi d'un forceps courbé, comme on l'aurait fait d'un instrument droit. Il suffit de lire Baudelocque, Mme Lachapelle et les classiques jusqu'en 1860, pour se convaincre que la notion de direction des tractions n'occupait pas alors assez de place dans les préceptes relatifs au forceps.

Mais si ce point avait été trop négligé, on peut dire qu'il a peut-être trop exclusivement occupé la scène obstétricale depuis 1860, puisque presque tous les travaux sur le forceps, depuis ce moment, ont eu pour objectif de ramener les tractions dans la bonne direction, dont nous avait écarté la courbure pelvienne donnée au forceps.

Jusqu'en 1750, on s'est servi exclusivement du forceps droit, et même, longtemps après 1750, non seulement presque tous les accoucheurs, mais même Levret et Smellie, se servaient encore beaucoup du forceps droit, et plus rarement peut-être de l'instrument courbé.

Actuellement les accoucheurs anglais emploient encore fréquemment ce qu'ils appellent le forceps court qui est tout à fait droit ; mais ils ne l'emploient que lorsque la tête est au fond de l'excavation, ou quand elle a déjà distendu le périnée. Barnes décrit ainsi la façon de le placer : « Avec le forceps à une seule courbure, dont les branches sont parallèles, on peut prendre indifféremment l'une quelconque des branches et la glisser entre la tête et le sacrum sur l'oreille postérieure ; l'oreille qui est contre le pubis vous indique la situation exacte de l'oreille postérieure, juste en face ; on place ensuite la branche pubienne. »

Ramsbotham dit : « J'ai formulé la loi d'appliquer le forceps court sur les oreilles, car on peut ainsi mieux gouverner la tête ; mais je dois avouer que, depuis des années, j'ai pris l'habitude de les placer sur les côtés du bassin. » Barnes, un peu plus loin, se range lui aussi à l'avis de placer le forceps dans tous les cas sur les côtés du bassin. Il ajoute : « Le meilleur forceps droit est celui de Beatty (de Dublin), je m'en suis servi quelque temps, mais je l'ai abandonné à cause des tiraillements et des ruptures du périnée qu'il occasionne et parce qu'il ne peut pas s'appliquer dans un grand nombre de difficultés, dont le long forceps à double courbure sort victorieux. »

Telle est la pratique des Anglais, relativement au forceps droit.

Forceps de LAZAREWICH

Depuis quinze ans, un médecin russe, Lazarewich, professeur à Kharkoff, préconise un forceps droit, non pas seulement lorsque la tête est dans l'excavation, mais même lorsqu'elle est retenue par le détroit supérieur. Cette revendication en faveur du forceps droit, comme seul instrument d'extraction, s'adaptant à tous les cas a, jusqu'à présent, eu très peu de succès. Nous ne savons pas un seul accoucheur qui ait encore défendu la doctrine de Lazarewich. Cet auteur a publié son forceps droit la première fois, en 1866, à la Société obstétricale de Londres. Il a lu un mémoire sur ce sujet au Congrès de

Londres de 1881. Dans la discusion qui suivit, un seul membre donna son avis en ces termes : « Revenir au forceps droit, dit Barnes, c'est faire un pas en arrière ; avec le forceps droit on ne peut pas, ou on ne peut que très difficilement, saisir la tête lorsqu'elle est élevée et surtout au détroit supérieur. »

Le docteur Eustache traduit ainsi l'argumentation de Lazarewich : « La courbure céphalique du forceps est indispensable; sans elle, il est impossible de saisir et d'extraire la tête.

Par l'action de cette courbure, les extrémités des lames pressant de haut en bas sur la tête *(vis à tergo)*, la font passer par le canal génital. Les parties latérales des lames appliquées sur les côtés de la tête, en la retenant entre elles, dirigent les mouvements. Plus la tête est grande, plus la divergence entre les extrémités des lames est considérable, et moins la pression de haut en bas sur la tête est forte. Dans les nouveaux forceps de M. Lazarewich, l'articulation rend la divergence des lames possible, tout en maintenant leur parallélisme.

Dans l'action du forceps, outre le pouvoir expulsif, il y a une compression latérale de la tête. Celle-ci est produite par les parois du canal génital, et accessoirement par les mains de l'opérateur. Cette dernière, étant nuisible, peut être entièrement écartée par des manipulations convenables, et par le mécanisme du forceps.

La courbure pelvienne des lames du forceps ne répond pas aux conditions favorables à l'action de l'instrument, elle augmente la force contraire, et peut donner lieu à des lésions des parties molles du canal génital. Moindre est la courbure pelvienne, moindres sont les lésions. Un forceps sans aucune courbure pelvienne répond le mieux aux exigences mécaniques. »

Le mémoire que l'auteur lut au Congrès de Londres renferme un exposé théorique d'où ressort l'utilité de donner au forceps des cuillers très étroites ; il renferme aussi cinq observations, mais aucune ne montre que ce forceps ait vaincu de grandes difficultés obstétricales, telles que celles occasionnées par un rétrécissement bien prononcé du bassin. Aucune, disons-nous, ne permet de se faire une idée de la façon dont le forceps se comporterait dans ce cas.

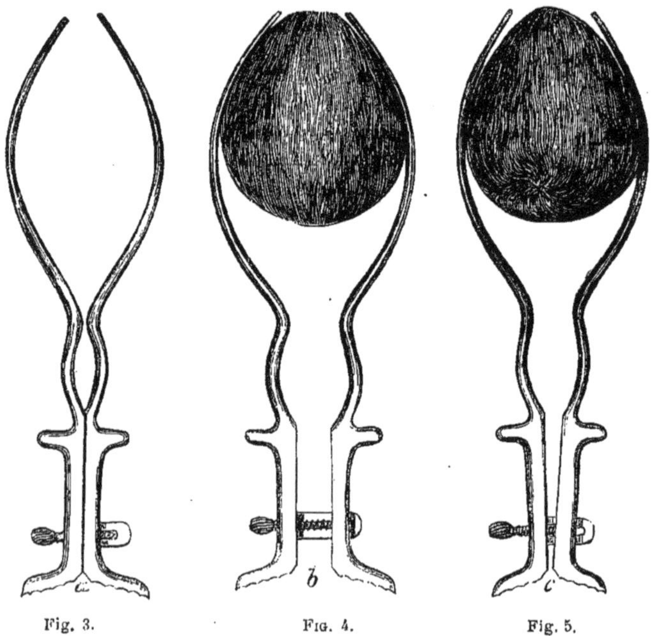

Fig. 3. Fig. 4. Fig. 5.

Les figures ci-dessus montrent cet instrument à divers degrés d'ouverture et d'écartement des branches.

Ce forceps a des branches parallèles pouvant s'écarter parallèlement et pivoter sur la vis qui les écarte, et qui est située seulement à 4 centimètres de l'extrémité inférieure de l'instrument. Ce forceps n'a que 31 centimètres de long, il pèse 475 grammes.

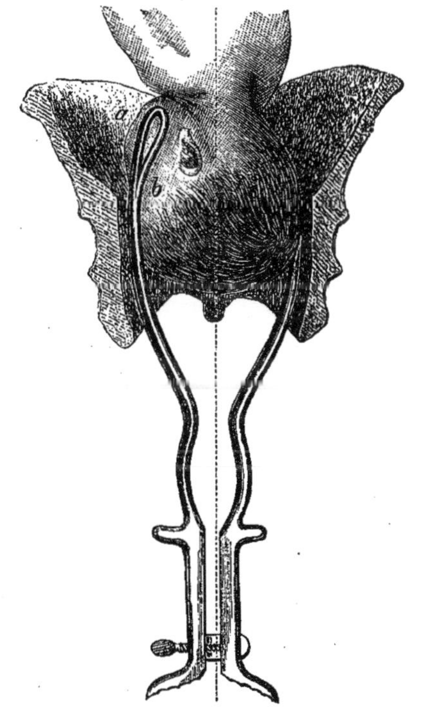

FIG. 6. — Forceps de Lazarewich tenant une tête en OIGA.

La figure 6 montre ce forceps placé, la tête étant dans l'excavation en OIGA. La figure 7 montre ce forceps placé dans un bassin, la tête étant retenue au détroit supérieur; cette figure, que nous empruntons à Lazarewich, montre le forceps déprimant très fortement le périnée; souvent, sans doute, il est impossible de le déprimer autant, le forceps passe alors un peu plus près de la symphyse pubienne dans le point où une ligne pointillée représente la situation qu'occuperait un forceps courbé. Dans le cas de la figure 7, la traction pourrait être directe suivant la ligne occupée

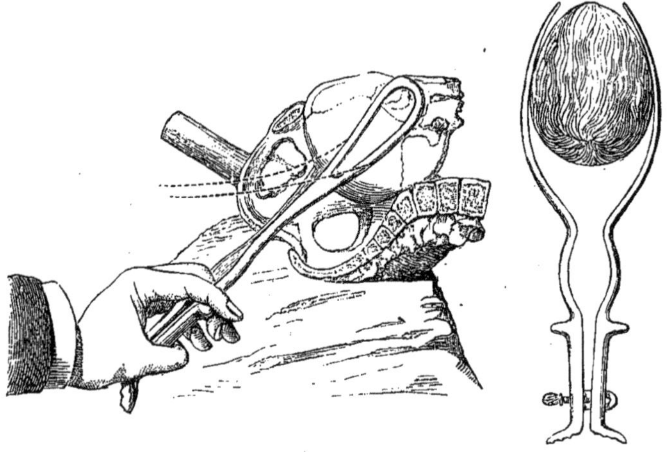

FIG. 7. — Forceps de Lazarewich.
Le pointillé montre la situation qu'aurait un forceps courbé.

par le forceps; mais si l'orifice vaginal est plus étroit, même avec un forceps droit, il y aurait utilité à ne pas faire une traction tout à fait directe. Il faut engager la tête dans la direction de l'axe du détroit supérieur qui n'est pas celle occupée par le forceps. Pour atteindre ce but, il faut, même avec cet instrument, exécuter à un certain degré la manœuvre de Pajot; et, comme les manches sont courts, il peut être utile de fixer un lacs autour du bas du forceps, et de continuer une traction des deux mains, comme l'indique la figure 8.

Le forceps droit pourrait vraiment rendre quelques services, par exemple dans la présentation de la face en MIP, il faciliterait le mouvement de rotation qu'on a à exécuter, et que le forceps courbé rend plus difficile.

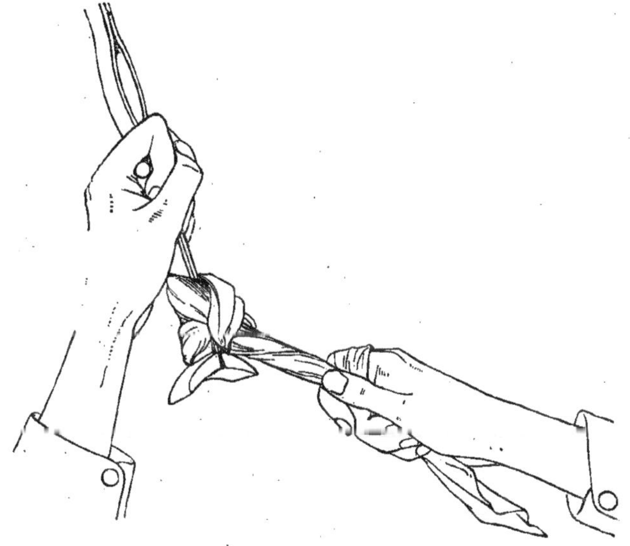

Fig. 8. — Traction en deux sens faite à la fois sur le forceps et sur un lacs.

A part Lazarewich et quelques médecins anglais se servant du forceps court et droit quand la tête est basse, le type du forceps droit n'a qu'une valeur purement historique. Actuellement, il n'est presque pas employé.

DEUXIÈME TYPE — FORCEPS COURBÉS

Forceps de LEVRET

Levret[1], qui a créé le forceps courbé, est loin de l'avoir utilisé aussi bien qu'on pourrait le croire et d'avoir connu la valeur de sa découverte. Il n'a pas donné au forceps cette courbe pelvienne, pour pouvoir le porter plus haut dans les voies génitales, et étendre ainsi le champ d'application de l'instrument, aux cas où la tête est retenue au détroit supérieur.

Levret a courbé le forceps uniquement pour ménager le périnée. Il ne croyait pas possible de porter l'action de cet instrument, ainsi perfectionné, au détroit supérieur.

Voilà comment Levret présente lui-même sa découverte :

« J'ai plusieurs observations sur le déchirement de la fourchette que plusieurs personnes ont disputé être la

[1] On attribue généralement l'invention de la courbe pelvienne du forceps à Levret, en 1747. Toutefois, dans les *Transactions of the obstetrical Society of London*, vol. XX (1878), p. 138, Aveling J.-H. élève une réclamation de priorité en faveur de Benjamin Pugh, chirurgien à Chelmsford, dont le livre a été publié en 1754 et où il dit que, depuis quatorze ans, il faisait faire des forceps courbés dont il donne la figure et les dimensions par un coutelier nommé Archer (de Chelmsford). Non seulement Pugh aurait ainsi courbé le forceps, mais il s'en serait fréquemment servi au détroit supérieur, d'après son livre, et cela depuis l'année 1740. Il a donné à ses contemporains la possibilité de vérifier le fait.

Aveling fait remarquer que la non-publicité de sa modification du forceps ne peut lui enlever la gloire de l'avoir faite; étant données les difficultés de publier à une époque où il n'y avait ni journaux ni sociétés savantes. Mc Clintock revendique aussi chaudement les droits de priorité de Pugh.

Il reste toutefois évident que, lorsque Levret a publié son œuvre, il ne connaissait pas ce qu'avait pu faire Pugh avant lui.

suite de l'usage du forceps... Pour remédier à cet inconvénient, j'ai fait faire un forceps courbe, qui ne diffère point d'ailleurs des dimensions du forceps ordinaire ; j'en ai pris l'idée sur les tenettes courbes qui sont d'usage dans les opérations de la lithotomie. L'on sentira facilement, et mieux que je ne pourrais l'exprimer, combien il doit être avantageux pour cette fin. »

Il dit ensuite qu'il a eu, en faisant cela, un autre objectif : rendre le forceps plus convenable et plus efficace quand la tête est située, la face en dessus (position occipito-postérieure). Tels étaient les deux buts poursuivis par Levret en modifiant le forceps. Ce n'est que près de trente ans plus tard, en 1776, qu'il fut témoin d'une application de ce forceps au détroit supérieur faite par Coutouly.

Pendant ces trente années de 1747 à 1776, Levret s'est efforcé de vanter les bons effets de ce qu'il appelait son instrument, c'est-à-dire son tire-tête à trois branches, plutôt que de tirer parti du forceps courbé.

Aussi, a-t-on dit avec raison que le forceps à courbe pelvienne a été, entre les mains de son inventeur, un diamant brut, que d'autres, plus tard, ont dû tailler et mettre à même d'être apprécié.

Smellie qui, peu de temps après (1751), a donné à l'instrument le même perfectionnement sans connaître l'œuvre de Levret, l'a fait d'une façon plus scientifique, avec l'intention bien nette de porter l'instrument plus haut et d'en tirer parti au détroit supérieur.

Cependant il ne faudrait pas croire que l'auteur anglais ait eu une idée exacte de l'importance de cette courbe pelvienne.

On serait porté tout d'abord à croire qu'ayant un forceps courbé, il ait dès lors cessé de se servir du forceps droit, il n'en est rien; Smellie a continué de se servir du forceps droit, et il considérait le forceps courbé comme d'un usage exceptionnel. Il dit textuellement[1] : « J'ai eu plusieurs fois l'occasion de me servir d'un forceps courbe... On peut employer celui-ci comme les autres espèces de forceps dans les accouchements laborieux, mais on ne peut pas le manier aussi aisément. »

Il dit ailleurs (t. III, p. 273) : « Dans des bassins étroits, j'ai quelquefois trouvé la tête tellement déjetée en avant par suite de la saillie du sacrum qu'il ne m'était pas possible de porter les manches du forceps assez en arrière pour saisir la tête dans sa grosseur; pour obvier à cet inconvénient, j'ai fait faire une paire de forceps plus longue, courbé d'un côté et convexe de l'autre ; mais on ne doit jamais s'en servir, excepté lorsque la tête est petite. »

On peut donc dire que Smellie comme Levret a, pendant sa carrière obstétricale, employé le forceps droit bien plus que le forceps courbé. La courbe pelvienne de l'instrument que l'on a considérée avec tant d'ensemble comme une grande conquête n'en a pas été une très fructueuse entre les mains de ses deux auteurs. D'autre part, fait très important, si on se reporte aux dessins contenus dans les œuvres de ces deux illustres accoucheurs, on voit que la courbe pelvienne de leurs forceps est beaucoup moins prononcée que celle de nos forceps actuels. A mesure que les accoucheurs ont accordé plus d'importance à l'œuvre de Levret, ils ont accentué davantage

[1] Smellie, *Trad. de Preville.* 1765, t. IV, p. 36.

cette courbe; en cela, nous ne craignons pas de dire qu'on a dépassé la mesure ; nos forceps actuels sont, d'après nous, beaucoup trop courbés.

Si la courbe pelvienne a des avantages, ajoutons qu'elle a eu quelques résultats fâcheux; entre autres, elle a troublé dans l'esprit des accoucheurs, pendant un siècle, la notion de la direction dans laquelle il faut exercer les tractions; on peut dire que, plus la courbe a été accentuée, plus ce mauvais effet s'est fait sentir. Pour ne citer qu'un exemple : Chailly, pour exercer les tractions, quand la tête est élevée, conseillait de reporter fortement en arrière, vers l'anus, les manches de l'instrument ; or, ce conseil était vicieux, car, en le suivant, on porte fortement en avant les cuillers et la tête fœtale, et si celle-ci n'est pas encore dans l'excavation, on l'arc-boute fortement sur la partie supérieure du pubis.

Nous verrons plus loin que la question de direction à imprimer au forceps a été le sujet d'études approfondies qui ont, croyons-nous, tout à fait résolu ce problème.

Actuellement on essaie une réaction contre l'exagération de la courbure. Lazarewich, qui en est le promoteur, a, comme tout novateur, exagéré lui-même ce qu'il peut y avoir d'utile dans cette tendance ; en proposant de revenir au forceps tout à fait droit, il n'a pas trouvé d'écho. Pour notre compte, nous croyons qu'il y a un peu de vrai au fond de la doctrine de cet accoucheur russe ; nous pensons qu'il y aurait quelque avantage à donner une faible courbure aux forceps du type Levret, qui est symétrique et doit agir, une branche dans chaque moitié du bassin. L'introduction dans un canal courbe ne serait pas rendue plus difficile, à condition de rendre la partie moyenne des cuillers plus étroites, tout en conservant la largeur actuelle des extrémités par lesquelles l'instrument exerce sa prise et sa traction sur la tête.

Nous ne craignons pas d'établir en principe que, plus on rétrécira la partie moyenne des cuillers, plus on pourra se rapprocher de la forme rectiligne du forceps ; et cela sans lui enlever ses qualités de bon instrument de préhension et sans rendre son introduction plus difficile. On lui enlève alors une grande partie de sa surface de compression ; mais on sait aujourd'hui que c'est là plutôt un avantage qu'un inconvénient, et nous verrons plus loin (2me partie) quel parti nous avons essayé de tirer de ces considérations.

Le forceps de Levret est resté l'instrument usuel en France, on n'y a fait que de très légères modifications de détail, qui ne changent en rien son mode d'action ; ainsi le pivot a été perfectionné par Cazeaux : on n'est plus obligé de soulever la branche femelle, pour y engager le sommet du pivot ; celui-ci entre de côté dans une échancrure, puis il suffit de donner quelques tours de vis à ce pivot, pour qu'il ne puisse plus ressortir par cette échancrure latérale. Cette modification a été un progrès de détail assez important. Dubois a légèrement modifié la courbe des cuillers, il l'a rendue un peu plus accentuée et un peu plus brusque, tandis que Levret avait courbé son forceps presque insensiblement, depuis l'extrémité des cuillers jusqu'au pivot d'articulation.

Après avoir fait diverses modifications au forceps, Levret avait fini par adopter un modèle qui a 46 centimètres de long ; sa courbure est peu prononcée, elle n'a que 6 centimètres de hauteur ; les manches ont 20 centimètres, les cuillers en ont 26 ; le plus grand écartement des cuillers a 67 millimètres et les extrémités des cuillers sont à 1 centimètre de distance.

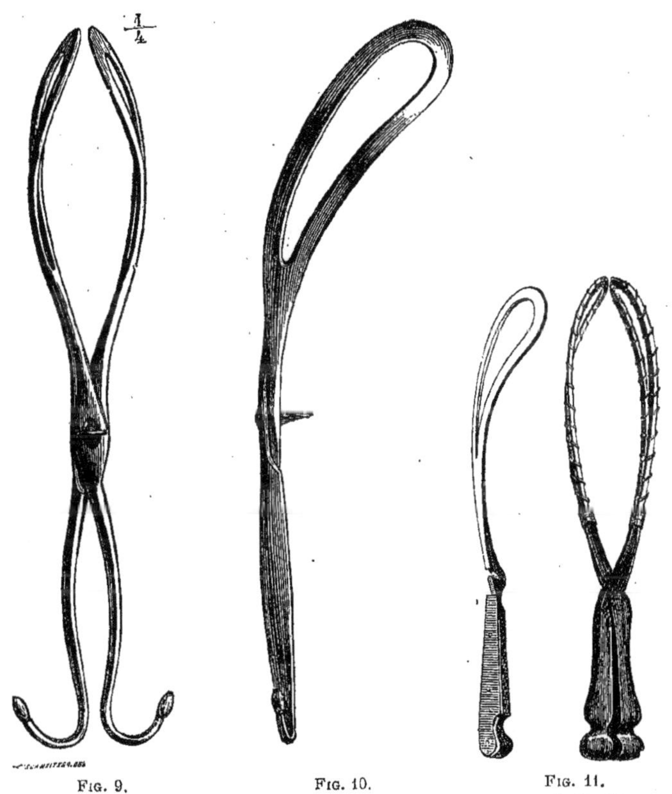

Fig. 9. Forceps de Levret, face. Fig. 10. Forceps de Levret, profil. Fig. 11. Forceps de Smellie.

Smellie avait donné moins de longueur à son forceps, 30 centimètres en tout; 12 pour les manches et 18 pour les cuillers; un point capital de ce forceps, c'est son système spécial d'articulation par mortaise qui est restée l'articulation anglaise.

Les cuillers sont enveloppées d'une lanière mince de peau.

Forceps de PAJOT

Le professeur Pajot a rendu l'instrument plus portatif, en brisant chaque branche et en inventant un mode de réunion de ces deux fragments, qui est d'une solidité à toute épreuve et qui se monte et se démonte avec une facilité surprenante.

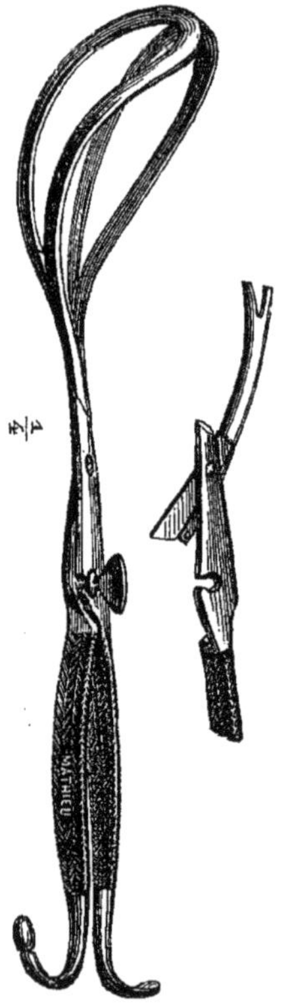

Le forceps de Pajot, a encore cette disposition, qu'on peut, sur les mêmes manches, monter des cuillers de deux grandeurs ; les petites pour les applications à la vulve ou au bas de l'excavation et les grandes pour atteindre près du détroit supérieur.

Nous ne recommandons pas cela comme un avantage. Le forceps long n'a aucun inconvénient à la vulve, on l'engage moins profondément, voilà tout ; l'on peut donc décharger sa trousse des branches courtes.

FIG. 12. — Forceps de Pajot.

Le forceps de Pajot, que nous avons en main depuis que nous faisons des accouchements, a 46 centimètres de long, 25 centimètres de cuiller, 1 centimètre pour le pivot, et 20 centimètres pour les manches. C'est avec lui que nous faisons toujours les tractions mécaniques ; nous l'avons adapté à notre tracteur simplement en perforant des trous au centre de figure des cuillers. L'instrument reposant sur un plan horizontal, le point le plus élevé des cuillers s'élève à 88 millimètres, la plus grande largeur des cuillers se trouve à 4 centimètres environ de l'extrémité de ces cuillers, et mesure 5 centimètres. La largeur de la fenêtre a 3 centimètres. L'instrument étant articulé, l'écartement des deux extrémités des cuillers a 1 centimètre. Le sinus des cuillers au point maximum est de 7 centimètres, le poids est de 820 grammes. Chaque cuiller présente une double courbure, une courbure suivant les faces, *courbure céphalique*, destinée à s'adapter à la tête de l'enfant ; une courbure suivant les bords, concave en avant, convexe en arrière, qui permet à l'instrument de suivre la direction du canal pelvien ; c'est la *courbure pelvienne* de Levret, mais nous croyons que Dubois a eu tort en l'accentuant un peu plus que l'auteur primitif.

L'extrémité des manches est recourbée en crochets pouvant servir pour tirer le pli de l'aine du fœtus.

Forceps de STOLTZ

Le vénérable doyen des professeurs français d'accouchement, Stoltz, a fait construire en 1839 un forceps qui a conservé tous les avantages du type Levret, dont il a l'articulation, les dimensions et les formes avec de légères variations, un peu plus de largeur des cuillers, par exemple. Il a, en outre, quelques avantages par la disposition de ses manches qui se rapprochent un peu des manches anglais.

Ce forceps, sous le rapport de son mode d'action, doit être considéré comme un forceps Levret dans le type duquel nous le décrivons comme transition avec les forceps anglais.

Voici la description du forceps de Stoltz, telle qu'elle est donnée par Aubenas dans le traité de Nægele (1869).

Le forceps dont se sert le professeur Stoltz depuis 1839 [1] est un peu moins long que les forceps français en usage à Paris, et un peu plus long que ceux généralement usités en Allemagne. Il a 42 centimètres de longueur. Il mesure, du point de jonction à l'extrémité des cuillers, 22 centimètres, et, du point de jonction à l'extrémité des manches, 20 centimètres. Les cuillers sont fenêtrées dans l'étendue de 13 centimètres, 5 millimètres. La plus grande largeur des fenêtres existe à la jonction du tiers supérieur avec le tiers moyen, elle est de 2 centimètres; le bord ou encadrement a 12 millimètres de largeur. Le plus grand écartement des cuillers, qui se trouve au tiers de l'ellipsoïde, est de 7 centimètres. Cet écartement ne commence qu'à 4 centimètres du point de jonction, et l'ellipsoïde ne commence qu'à 10 centimètres de ce point.

A leur extrémité, les cuillers laissent un intervalle de 1 centimètre. Ce n'est qu'à partir de l'endroit où se forme l'ellipsoïde que commence la courbure sur le bord.

Les cuillers sont concaves et présentent un coup de meule à vif, la surface externe est convexe; la plus grande épaisseur de l'encadrement (la plus grande force

[1] Sonntag. Thèse de Strasbourg, 1853.

des cuillers) se trouve au bord interne; l'externe est mousse.

Il résulte de cette conformation et de cette disposition des cuillers :

1° Qu'elles sont plus larges qu'on ne les rencontre d'ordinaire sur les autres forceps; 2° que les fenêtres sont plus ouvertes; 3° que la courbure sur le plat est plus prononcée; 4° que leur écartement le plus grand dépasse celui de la plupart des forceps connus; 5° que l'ellipsoïde est rapproché de l'extrémité des cuillers. Le poids de l'instrument est de 725 grammes. Le mode d'articulation est celui à encochure et pivot mobile. Les deux branches aplaties horizontalement à l'endroit de leur réunion reposent l'une sur l'autre. L'inférieure présente un écrou à tête placé transversalement et à forme ellipsoïde; la supérieure est munie d'une encochure par laquelle le pivot est exactement embrassé. En serrant l'écrou, on fixe solidement une branche sur l'autre. Immédiatement au-dessus du point de jonction, dans la partie qui se transforme insensiblement en cuiller, la branche présente le plus de force de résistance.

Les manches sont garnis de bois rayé qui forme inférieurement deux saillies latérales précédées d'une profonde rainure. Cette disposition donne un point d'appui à la main, placée à la partie inférieure du manche, permet au besoin d'appliquer un lien d'une manière solide, et enfin contribue à l'élégance de cette partie de l'instrument.

Ayant eu l'occasion de regretter, en opérant avec le forceps, de n'avoir pas de point d'appui à l'extrémité supérieure des manches, Stoltz a voulu profiter de la disposition des manches du forceps de Busch, qui présente des appendices ou saillies en crochet, pour y appliquer l'index et le doigt du milieu, ou l'annulaire pendant l'extraction. Mais s'apercevant que ces saillies gênent pendant l'introduction des branches et nuisent même à l'élégance de

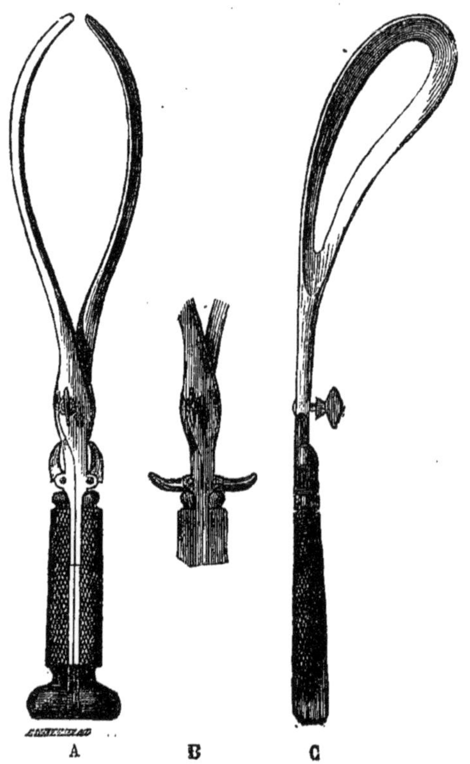

Fig. 13. — Forceps de Stoltz.

l'instrument, il a songé à les rendre mobiles, de manière à pouvoir être couchées contre les branches et à former une légère saillie, qui continuât celle de la garniture en bois.

Charrière, qui a fabriqué le premier forceps de Stoltz, a parfaitement compris l'intention du praticien. Deux oreilles aux crochets mobiles sont réunies à la partie supérieure des manches par une charnière solide, et de manière à ce que ces crochets relevés forment la continuation du manche : abaissés, ils présentent deux saillies larges et légèrement concaves, à bords très arrondis, sur lesquels peuvent reposer les doigts d'une des mains, et exercer non seulement une grande force de traction, mais encore imprimer facilement une direction convenable à l'instrument et à la tête, sans fatiguer la main.

Tel est l'instrument qui est entre les mains de beaucoup de praticiens qui ne font que s'en louer (fig. 13). C'est le forceps adopté à la clinique de Nancy par le professeur Herrgott. C'est aussi celui qui a été, jusqu'à présent, presque seul employé à la clinique obstétricale de Lyon : le professeur Bouchacourt s'en loue beaucoup ; il lui trouve une prise solide, qui le fait glisser moins souvent qu'un autre, et les oreilles sont d'un grand secours, pour la traction, en permettant de prendre là un point d'appui près du pivot, c'est-à-dire sans faire en même temps une compression sur la tête. Cette diminution de la longueur des manches, comme levier de compression sur la tête, est, en effet, un avantage très important de ce forceps.

A Lille, notre ami Gaulard, professeur agrégé, recommande vivement aux élèves le forceps Stoltz. Il a même, pour s'en servir, une manœuvre spéciale, qui est utile parfois :

Le forceps placé, il n'exerce pas les tractions sur les deux manches serrés fortement. Il prend seulement, dans sa main gauche, le manche de la cuiller gauche, et, mettant l'index et le médius de la main droite sur les oreilles, il commence ainsi sa traction en laissant libre le manche de la cuiller droite. Si les difficultés d'extraction ne sont pas trop considérables, cette manière de tirer le forceps suffit, on ne comprime, pour ainsi dire, pas la tête de cette façon, puisque, tirant surtout sur les oreilles et un seul manche, on supprime complètement la longueur des manches comme levier de compression. Bien entendu, si la tête résiste, on prend les deux manches à deux mains, et on agit comme avec un forceps de Levret ordinaire. La manœuvre de Gaulard nous paraît digne d'être recommandée.

Forceps anglais

Le type du forceps Levret, pour nous, renferme encore tous les forceps croisés et symétriques, tels que les forceps dits anglais ou allemands, dont la forme générale est assez semblable pour que le mode de fonctionnement soit le même ; toutefois, certaines parties de ces forceps sont assez différentes ; ces différences portent surtout sur la longueur et la forme des manches et le mode d'articulation. Smellie, au lieu d'un pivot, pour réunir les deux branches, avait imaginé une simple mortaise sur l'une des branches et une partie aplatie sur l'autre branche, pour venir s'engager dans la mortaise de la première. Ce mode d'articulation est un peu moins solide que le moyen français, mais il est d'une simplicité et d'une commodité qui en ont fait le succès ; on peut dire que, sauf en France, l'articulation anglaise a été presque partout adoptée ; elle offre un avantage, celui de la rapidité. Il suffit de présenter le tenon à la mortaise pour que l'articulation soit faite ; il suffit de même d'écarter les deux branches pour les séparer à volonté par ce seul mouvement. Cette facilité a vulgarisé une pratique utile : plusieurs fois, pendant l'extraction, on peut, comme disent les Allemands, *laisser respirer la tête*, c'est-à-dire cesser de tirer et désarticuler complètement les deux branches, de façon à suspendre toute compression céphalique pendant quelques minutes.

Cette pratique est excellente, et elle mériterait de se généraliser chez nous, malgré les quelques tours de vis que nécessite notre articulation à pivot.

Les forceps anglais les plus employés sont ceux de Simpson et de Barnes. Celui du célèbre J. Simpson (d'Edimbourg) (fig. 14) est un peu plus long que la plupart des autres forceps anglais, il a 36 cent. de long, dont 13 pour les manches, y compris la mortaise d'articulation. Mais ce qui caractérise ce forceps, c'est que, entre les cuillers et l'articulation, les parties qu'on peut appeler le col de la cuiller ont une direction parallèle pendant 7 cent. environ, elles sont placées à 2 1/2 cent. de distance l'une de l'autre. Pendant la traction, le doigt médius de la main droite trouve là un excellent appui en s'engageant entre ces deux parties parallèles du forceps, en même temps, l'indicateur et l'annulaire trouvent un appui sur deux oreilles fixes disposées à la partie supérieure des manches en bois.

On voit encore, à cette disposition parallèle des cols des cuillers, un bénéfice pour permettre plus facilement l'allongement de la tête ; ce que nous dirons, à propos du forceps de Chassagny, peut faire comprendre que nous ne lui accordons pas une grande importance sous ce rapport.

Le forceps de Barnes (fig. 15) diffère un peu de celui

de Simpson ; il est moins long, 33 centimètres au lieu de 36 ; il n'a pas les oreilles pour la traction des doigts, et il n'offre pas la disposition parallèle des cols des cuillers. Barnes a donc, avec raison selon nous, abandonné le prétendu bénéfice pour l'allongement du crâne; mais il a remplacé cette disposition par la formation d'un anneau, disposé pour qu'on puisse y engager un doigt afin d'assurer, comme dans le forceps de Simpson, la solidité de la prise.

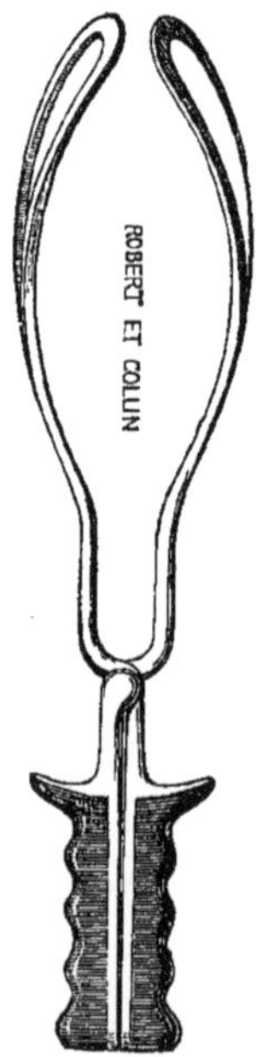

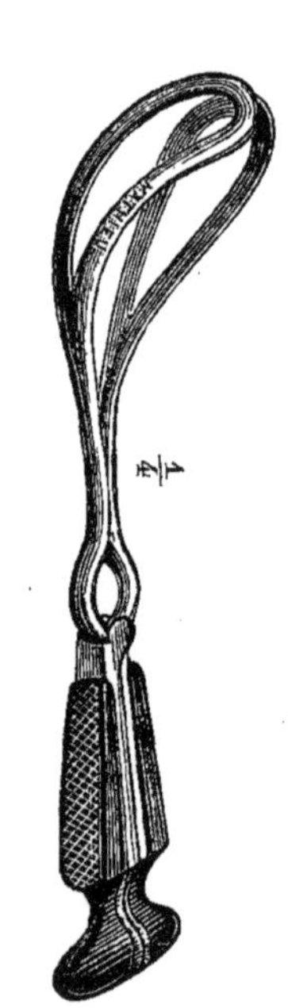

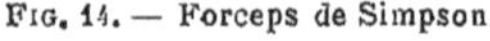

Fig. 14. — Forceps de Simpson.

Fig. 15. — Forceps de Barnes.

Par extraordinaire, l'auteur de ce forceps ne lui trouve pas toutes les vertus; il en parle avec une modération et une tolérance pour les autres instruments qui nous engagent à citer textuellement ce passage de Barnes :

« Il y a plusieurs excellents modèles de forceps. Je n'ai aucun fanatisme pour le mien. Parmi les meilleurs, je citerai ceux de Simpson et de Roberton.

« Les conditions essentielles sont : que les deux courbures, pelvienne et céphalique, soient modérées ; que les branches, à leur point d'écartement maximum, soient à 76 millim. de distance ; que la longueur de la cuiller, ou arc, soit d'environ 178 millim., pour qu'elle puisse permettre l'allongement de la tête quand le travail se prolonge. Il doit y avoir, entre le point où commence l'arc et l'articulation, une portion droite, parallèle à celle du côté opposé, qui laisse l'articulation hors de la vulve, et préserve ainsi le périnée. Dans mon forceps, cette partie est demi circulaire et forme un anneau quand le forceps est articulé ; ce qui permet d'y mettre un doigt d'une main, pendant que l'autre main tient les manches. L'instrument de Simpson a une épaule à cette place, qui répond au même besoin, peut-être mieux que ma combinaison.

« L'articulation doit être un peu libre. Je ne crois pas qu'on ait rien fait de plus commode que l'articulation anglaise ; mais l'articulation française est bonne. Les manches ne doivent pas avoir moins de 127 millim. et doivent donner une bonne prise. S'ils ne sont pas assez fermes et assez longs, l'opérateur n'a pas de force pour la compression ; car le bras du levier est trop court, le point d'appui étant dans l'articulation. Je crois qu'on devrait rejeter tout forceps qui a un manche très court, surtout s'il n'a pas l'anneau ou l'épaule dont je parlais, ou telle autre modification qui permette à l'opérateur d'employer les deux mains. Un instrument à deux mains peut être manié avec la plus grande élégance et la plus grande économie de force musculaire, tandis qu'un instrument à une seule main est nécessairement faible. Les instruments puissants ont longtemps été l'épouvantail des accoucheurs anglais. On a cru éviter le danger, en faisant des instruments faibles ; c'est une grossière erreur. D'abord un instrument faible est, par sa faiblesse même, applicable à un nombre très limité de cas. Puis, si l'instrument est faible, il exige un plus grand déploiement de force de la part de l'opérateur ; comme il faut quelquefois soutenir assez longtemps un grand effort musculaire, et souvent dans une position incommode, l'opérateur se fatigue, ses muscles perdent la précision de leur action et leur adresse, le toucher perd sa délicatesse et cette conscience parfaite des mouvements, qui est de permière importance. »

Forceps allemands.

Les Allemands n'ont rien inventé de tout ce qui concerne le forceps ; mais ils ont appliqué à cet instrument une pratique qui est générale chez eux et dans laquelle ils excellent :

De même que, parfois, en accommodant les restes on fait encore quelque chose de bon, de même les accoucheurs allemands, en prenant à tous les forceps la partie qui est sinon la meilleure, du moins la plus commode, la plus pratique, ont fait le forceps dont on se sert dans la plupart des Maternités allemandes.

Ils ont pris la forme des cueillers de Levret, ils ont

monté ces cuillers, comme les anglais Smellie et Simpson. Enfin, pour l'articulation, ils ont emprunté la facilité qu'offre l'articulation anglaise par mortaise, en y faisant une légère et même utile modification, celle de Brunninghausen. Cette modification elle-même est encore faite en empruntant un peu de l'articulation française: la solidité du pivot, un peu de l'articulation anglaise : la facilité de la jonction par simple présentation des branches, qui s'emboîtent par des plans inclinés, arrivant tous au pivot.

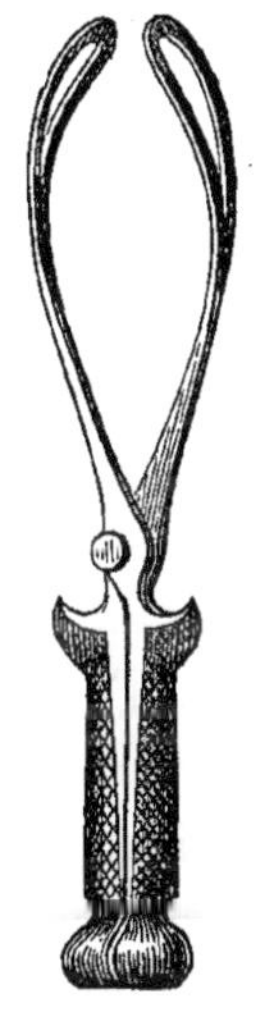

Fig. 16
Forceps Nægele.

La petite combinaison qui aboutit à l'articulation de Brunninghausen est faite par une adaptation des diverses parties, qui est juste au degré voulu pour faire, en définitive, une excellente articulation. Oh ! les admirables utilisateurs de toutes choses que ces Allemands !

Tous leurs forceps ont cette articulation, quand ils n'ont pas simplement emprunté l'articulation anglaise ordinaire. Voici la figure d'un forceps très employé en Allemagne, à cause de l'immense et juste réputation qu'avait prise son auteur, l'homme qu'on peut appeler le plus grand accoucheur de notre siècle. Nous avons nommé Nægele.

Le forceps de Nægele (fig. 16) a un manche en bois, surmonté de petites oreilles fixes, moitié acier, moitié bois, sur lesquelles les doigts viennent trouver un point d'appui pour la traction.

C'est Busch qui, le premier, vers la fin du siècle dernier, a placé là ces petites oreilles; il avait déjà compris l'importance d'exercer les traction en supprimant la longueur du manche.

Le forceps de Nægele a l'articulation de Brunninghausen, que nous verrons adoptée par un seul forceps français, celui de Trélat.

Un forceps est connu actuellement en Allemagne sous le nom de forceps de Carl Braun ; il a exactement, dans toutes ses parties, les formes du forceps de Simpson, dont il ne diffère que par un enrobement de 1 millimètre de caoutchouc durci, noir. Cette couche de substance non conductrice de la chaleur a pour effet d'éviter la petite précaution, utile avec les autres forceps, de les tremper dans l'eau tiède avant de s'en servir.

Elle a spécialement un autre but plus important : son poli complet, dans tous les points de l'instrument, ne laisse aucune anfractuosité qui puisse servir de réceptacle à des germes septiques. On fait donc ainsi une chose excellente, tout à fait le contraire de ce qu'on faisait jadis. On pratiquait, en effet, sur les manches de bois ou d'acier des hachures profondes pour empêcher le glissement des mains. Par ce temps d'application (trop généralisée peut-être) de la théorie des microbes, il est logique de donner à toutes les parties du forcpes un beau poli comme C. Braun et comme Lazarewich, qui insiste sur ce point.

Enfin nous aurons à peu près dit un mot de tout ce que l'étranger a ajouté à l'œuvre de Levret, si nous signalons deux modifications faites en Italie, par Tarsetani et Beluzzi.

L'une, peu importante, faite à l'articulation française

par Tarsitani, qui, pour éviter la petite manœuvre du décroisement, a mis à la branche gauche un pivot dessus et un pivot dessous, de sorte que la branche droite peut s'articuler en dessous, si on a été obligé de la placer la première, et s'articule en dessus, comme dans tous les forceps, dans l'immense majorité des cas.

Le forceps Rizzoli (de Bologne), à double pivot et double échancrure permet, comme le forceps de Tarsitani, d'introduire en premier lieu l'une quelconque des deux branches sans faire ensuite le décroisement. Il peut aussi s'appliquer, alors que le col est peu dilaté, et permet de compléter la dilatation en tirant légèrement avec le forceps; Rizzoli est un des très rares accoucheurs ayant songé à disposer un forceps pour l'utiliser comme dilatateur du col, pratique qui est généralement condamnée.

Forceps de Beluzzi (de Bologne)

L'idée de la modification des manches du forceps faite par ce consciencieux et modeste savant est absolument originale, absolument neuve et sera très utile à des praticiens de petite localité qui ne portent qu'un instrument pour aller assister au loin une parturiente. Ils se trouveraient, le cas échéant, munis tout à la fois avec ce seul instrument : 1° D'un forceps ordinaire ayant les qualités du forceps de Levret ; 2° d'un forceps spécial s'adaptant bien sur le siège du fœtus ; 3° enfin, d'un céphalotribe suffisamment puissant. Stoltz et Dubois avaient déjà tenté d'utiliser le forceps en l'appliquant parfois sur le siège du fœtus ; cependant, récemment encore, il semblait qu'on dût réserver pour les cas d'enfants morts ce genre d'intervention. Mais, de 1870 à 1875, Tarnier ayant eu plusieurs fois l'occasion de délivrer des femmes par le forceps, heureusement pour elles et pour l'enfant qui se présentait par le siège, soutint qu'avec des précautions le forceps peut, dans ces cas, ne pas nuire au fœtus en contusionnant les organes abdominaux. Telles sont les conclusions de Tarnier reproduites par Pinard dans son article Forceps :

« Quand le fœtus est mort, il n'y a aucun inconvénient à appliquer le forceps sur l'extrémité pelvienne, tout le monde est d'accord ; mais quand le fœtus est vivant, les opinions divergent. Nous pensons qu'une application de forceps, faite avec prudence, sans trop serrer les manches de l'instrument, peut rendre de grands services. »

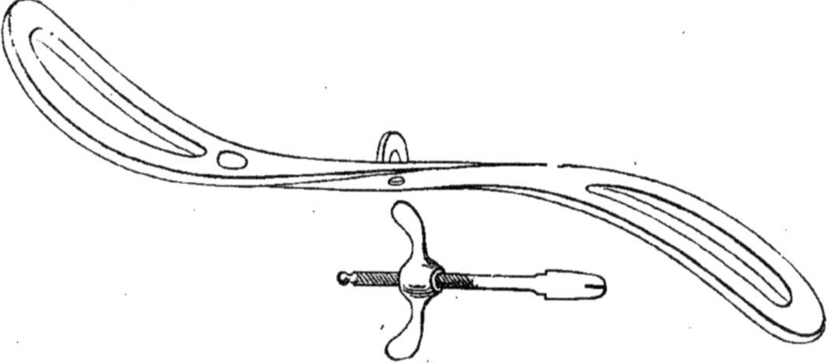

Fig. 17. — Forceps de Beluzzi, dont le manche constitue un céphalotribe qui peut aussi servir à extraire l'enfant se présentant par le siège.

Beluzzi, adoptant cette doctrine, appliqua le forceps sur le siège fœtal ; en cherchant quel est l'instrument qui a sur ces parties fœtales la meilleure prise, il constata que la faible courbure des céphalotribes s'adapte sur le siège fœtal, mieux que la courbe céphalique ordinaire des forceps. La largeur moindre des cuillers est aussi une condition favorable, il fit alors construire un forceps dont la figure est représentée à la page précédente.

Il supprima la forme de crochets donnée par Levret aux manches de son instrument, et qui est si peu utilisée;

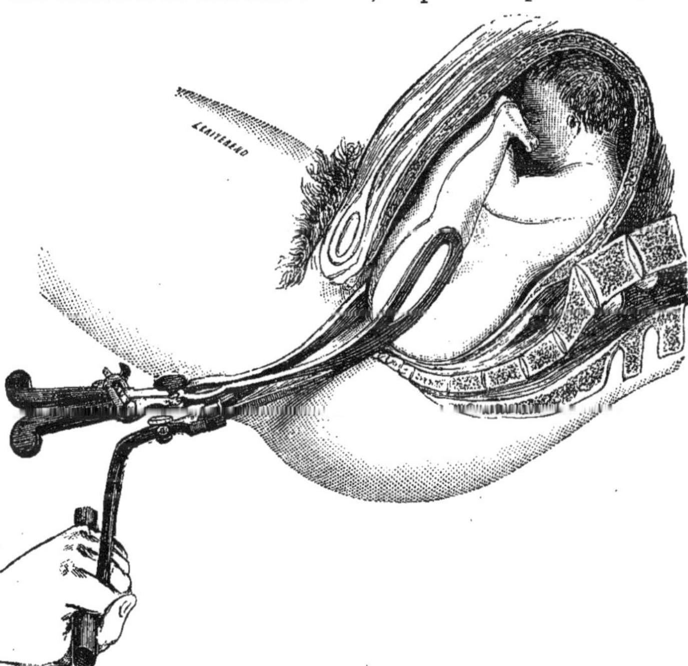

Fig. 18. — Forceps de Tarnier montrant la prise qu'on doit rechercher sur le siège.

il termina chaque branche du forceps ordinaire par une cuiller de céphalotribe pas trop massive, de sorte que, en retournant son forceps, le praticien trouve à la place des manches un céphalotribe pour les cas où la première extrémité de l'instrument n'a pu amener la tête.

Ce même côté constitue, comme nous venons de le dire,

et comme le démontre Beluzzi dans sa grande brochure de 1881, un excellent forceps pour l'extraction du siège, ne lésant nullement l'enfant. Il nous paraît utile de rapprocher du forceps de Beluzzi l'application du forceps Tarnier sur le siège fœtal, telle que nous la voyons représentée sur la figure 18.

Cette figure, que nous devons à l'obligance du docteur Olivier, est extraite de la remarquable thèse qu'il vient de soutenir sur les divers procédés d'extraction dans le cas de présentation du siège. Il y a admirablement étudié, non seulement le crochet mousse et le lacs, mais encore l'emploi du forceps dans ce cas.

Il arrive à conclure, avec des observations à l'appui, que le forceps doit alors être appliqué, non sur les crêtes iliaques, mais sur les cuisses du fœtus qui font un cône de prise très convenable.

Il démontre aussi que le forceps Tarnier s'adapte un peu mieux sur ces régions que les cuillers ordinaires des autres forceps.

On peut dire que cette prise est facilitée par des cuillers un peut étroites.

L'instrument est surtout utile dans le mode des fesses, lorsque le plan dorsal du fœtus est en arrière comme sur la figure (fig. 18).

Forceps élastique de TRÉLAT

Si cet instrument est décrit à la fin de la série des forceps du type Levret, c'est qu'il établit la transition entre l'espèce des forceps ne visant que la préhension et l'espèce de ceux construits en vue de la compression.

Le professeur Trélat construisit un forceps élastique, en poursuivant un ordre de recherches qui semble n'avoir préoccupé personne avant lui, il fit faire à plusieurs artistes constructeurs d'instruments, et particulièrement à M. Lüer, une série d'essais, en modifiant l'épaisseur du métal sur des points choisis de l'instrument, et en variant le degré de la trempe de l'acier.

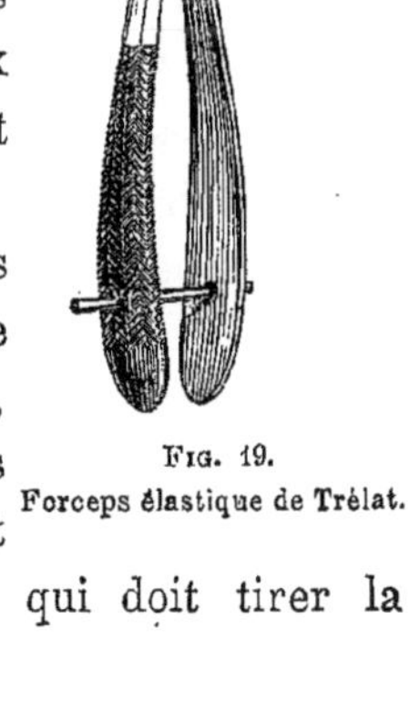

Fig. 19.
Forceps élastique de Trélat.

Il obtint ainsi un instrument que l'on sent un peu fléchir dans la main lorsqu'on serre une tête. Cette flexion n'est pas uniformément répartie sur toute la longueur des branches, elle est moins considérable au-dessous des cuillers; là elle permettrait aux deux cuillers de s'écarter, et l'instrument lâcherait prise.

L'élasticité est surtout ménagée vers la partie supérieure des cuillers, de sorte que cette partie cède un peu, en se moulant légèrement sur le corps qu'elle rencontre, sans qu'il y ait déformation générale de l'ovoïde qui doit tirer la tête.

On est arrivé ainsi au maximum d'élasticité compatible avec une prise assez solide.

Nous devons à l'obligeance du docteur Bureau, qui se

sert habituellement de cet instrument, les détails qui suivent sur le forceps Trélat, sa description et ses avantages :

« Le professeur Trélat fit construire par Lüer deux modèles de son forceps élastique; l'un est resté dans l'arsenal obstétrical de la Maternité de Cochin; l'autre, qu'avait gardé M. Trélat, a été cédé par lui à un médecin de Genève, le docteur Odier.

« Colin, qui voulut construire cet instrument, fit des modèles que Trélat trouva moins satisfaisants. Ils étaient trop rigides, blessaient le cuir chevelu, ou, trop élastiques, ne retenaient pas suffisamment la tête.

« Le modèle-type Lüer est moins massif et moins lourd que le forceps ordinaire. Il a 41 centimètres de longueur, et la plus grande largeur de ses cuillers est de 47 millimètres. Les cuillers sont arrondies, élastiques, et polies sur leurs faces concave et convexe ; les manches sont dépourvus de crochets ; l'articulation est celle de Brunninghausen, avec clou et mortaise latérale. Près de l'extrémité des manches, existe un trou dans lequel on peut introduire une tige d'acier qui sert de point d'appui aux mains pendant l'extraction.

« Comme tous les forceps, l'instrument du professeur Trélat agit : 1° comme agent de traction ; 2° comme agent de compression (très faible); 3° comme agent ocytocique. Je ne dirai quelques mots que de son mode d'action comme agent de traction :

« D'une manière générale, la légèreté et l'élasticité qui le caractérisent, en font un forceps facile à introduire, s'adaptant d'une manière plus parfaite que tout autre sur les parties qu'il saisit, constituant un excellent agent d'extraction dans l'excavation, et souvent suffisant au détroit supérieur, ou dans les positions postérieures.

« A. Dans l'*Excavation*, tout le monde est d'accord pour déclarer que le forceps Trélat rend de grands services. Le plus souvent, c'est là que se font les applications de forceps, la cause qui exige leur emploi tenant à l'inertie utérine, ou à une résistance trop grande des parties molles.

« L'élasticité des branches empêche toute lésion violente du crâne fœtal et des tissus qui le recouvrent. Elle rend aussi moins fréquentes encore les lésions de la paroi postérieure du vagin.

« B. Dans les positions postérieures et au détroit supérieur, les avis diffèrent :

« Tarnier et ses élèves considèrent le forceps Trélat comme insuffisant, parce qu'il ne saisit pas assez vigoureusement la partie et n'est pas assez puissant, sa legèreté et son élasticité étant, pour ces cas, des motifs d'exclusion.

« Cet avis, formulé par des maîtres aussi expérimentés et aussi judicieux, doit être pris en très sérieuse considération; et bien que, dans notre pratique personnelle ou dans celle de notre excellent chef de la Maternité de Cochin, M. de Saint-Germain, nous ayons vu, dans tous les cas, le forceps Trélat réussir complètement, nous sommes disposé à croire que nous avons été peut-être servi par une série de circonstances favorables et que notre opinion pourra être modifiée.

« Toutefois je dois dire que, dans les applications au détroit supérieur, dans des bassins rétrécis, nous avons obtenu des succès qui me paraissent dépendre de l'élasticité même des branches de l'instrument. Il permet, en effet, mieux que tout autre à la tête de se mouler, pour ainsi dire, sur le détroit supérieur.

« Sans doute, et c'est là une qualité de ce forceps, il ne réduit pas beacoup les diamètres de la tête ; il ne permettrait pas, comme je l'ai vu faire avec un forceps Levret, les tractions à deux, si terribles pour l'enfant et la mère ; mais j'estime que, dans tous ces cas, lorsque par des tractions énergiques avec le forceps Trélat, faites par l'opérateur seul, tractions *lentes* et *soutenues*, comme les recommande Pinard, on ne parvient pas, après plusieurs essais, à engager la tête, il vaut mieux prendre le parti de sacrifier l'enfant pour sauvegarder la mère. » (Docteur Bureau.)

AVANTAGES ET INCONVÉNIENTS DES FORCEPS DU TYPE COURBÉ (LEVRET)

Il n'entre pas dans notre sujet de traiter les indications du forceps, ni les règles de son application ; nous nous bornerons à indiquer les diverses situations où on peut le placer, de façon à pouvoir apprécier les avantages et les inconvénients du forceps courbé qui est entre les mains de tous les accoucheurs. Si on n'applique presque jamais le forceps sur une tête mobile, au-dessus du détroit supérieur, on l'applique assez souvent, surtout en France, au détroit supérieur, la tête y étant fixée, comme le montre la figure 20.

Il est bon de définir ce qu'on appelle tête au détroit supérieur, application de forceps au détroit supérieur. On peut dire que la tête est au détroit supérieur, toutes les fois que, comme sur la figure 20, les parties les plus saillantes de l'ovoïde crânien, la circonférence équatoriale est à peu près au niveau du détroit supérieur, c'est-à-dire du diamètre utile de Pinard.

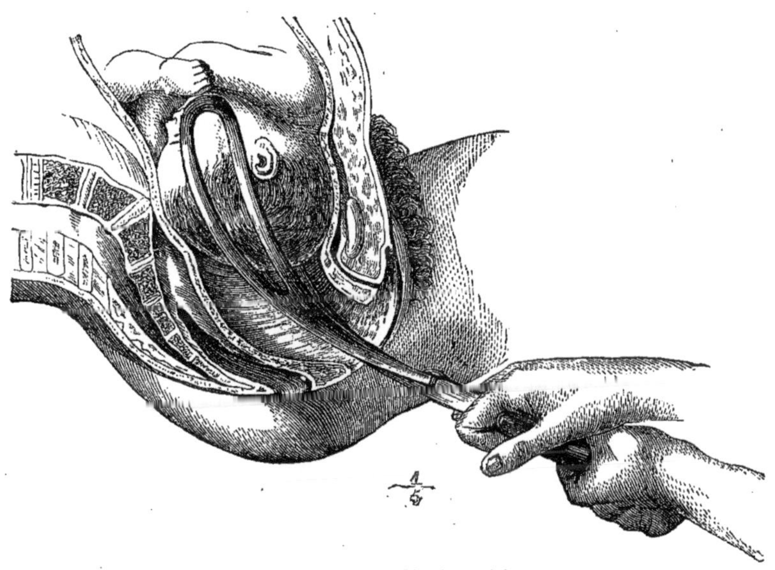

FIG. 20 — Forceps au détroit supérieur.

Aussitôt que ces parties saillantes ont franchi le diamètre utile, on doit dire que la tête est engagée au haut de l'excavation. Elle est au bas de l'excavation jusqu'au moment où elle commence à faire bomber d'une façon apparente le périnée. Enfin, à partir de ce moment, la tête est dite à la vulve; là se font heureusement les huit dixièmes des applications de forceps.

Dans cette situation, il y a des difficultés et des règles pour surmonter chacune d'elles. Les difficultés se produisent, soit à l'entrée de l'instrument, soit à la sortie des voies génitales. Pour celles de l'entrée, on s'entend généralement assez bien, il y a presque unanimité pour donner des règles capables d'éviter les accidents qui, il faut le dire, sont plus graves encore que ceux de la sortie du forceps.

Pour les difficultés de la sortie du forceps, on est loin de s'entendre, et là, chaque auteur apprécie d'une façon différente les règles de direction, de rythme et d'intensité de la force, etc.

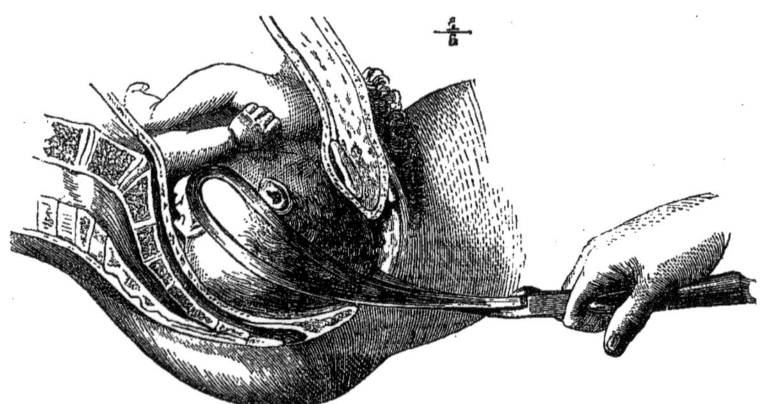

Fig. 21. — Forceps appliqué au détroit inférieur.

Les difficultés d'entrée et de sortie du forceps résultent surtout de la courbe du canal anatomique à parcourir Elles résultent un peu aussi de la forme et des dimensions du forceps employé : on peut dire que plus la courbe des forceps est prononcée, plus les difficultés sont grandes pour opérer les mouvements de rotation de la tête. C'est pour cela qu'il serait logique de faire construire des forceps en ne leur donnant que le degré strictement nécessaire de courbe pelvienne.

Au bas de l'excavation et au détroit inférieur, les applications sont beaucoup plus fréquentes ; la figure 21 montre l'instrument appliqué sur une tête, en bas de l'excavation, en OIA. Dans ces cas, la courbe pelvienne du forceps joue un rôle bien moins considérable, on pourrait s'en passer.

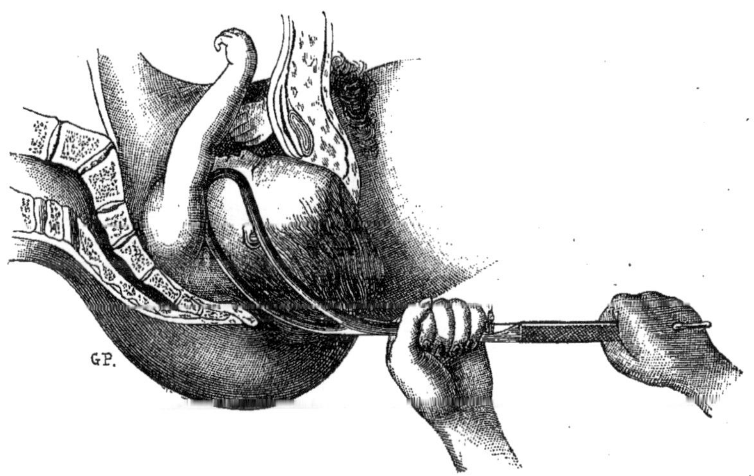

FIG. 22. — Forceps sur une tête en occipito-postérieure, temps de dégagement en arrière.

La figure 22 montre le forceps agissant sur une tête se dégageant à la vulve, en position occipito-postérieure à ce niveau, et, dans cette situation, on peut dire que la courbe pelvienne du forceps est sans utilité.

Le forceps peut encore exceptionnellement être appliqué sur la tête dernière, retenue dans l'excavation (fig. 23); la courbe du forceps, dans ce cas, est de quelque utilité.

Enfin, dans la figure 24, le forceps est appliqué sur une face en MIP, la tête n'ayant pas encore exécuté la rotation *indispensable*. Dans ce cas, la courbe est plus nuisible qu'utile, le forceps droit permettant mieux d'exécuter le mouvement de rotation.

Pour apprécier l'importance qu'a la courbe pelvienne du forceps, nous dirons qu'elle est d'autant plus utilisée qu'on place le forceps plus transversalement, et qu'elle est d'autant plus indispensable, que les cuillers du forceps ont plus de largeur. Cette dernière considération a une importance considérable; car elle va nous conduire à une déduction qui aura quelque importance pratique. En effet, supposons des cuillers de forceps presque aussi larges que le canal courbe dans lequel elles doivent se mouvoir, il leur faudra de toute nécessité avoir la courbure aussi prononcée que celle du canal.

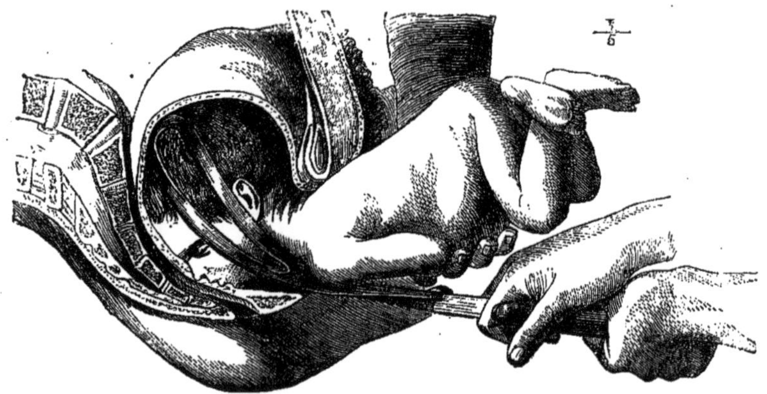

Fig. 23. -- Forceps appliqué sur la tête dernière dans l'excavation.

Supposons, au contraire, des branches de forceps n'ayant que 1 centimètre de largeur, il est non moins évident que, sans aucune courbure pelvienne, elles pourraient néanmoins s'appliquer au-dessus du détroit supérieur, sur les côtés de la tête. Ces branches, si étroites, il est vrai, auraient alors l'inconvénient de mal retenir la tête; mais, au point de vue du passage, elles pourraient bien se placer. Il reste donc à donner à ces cuillers une largeur un peu plus considérable à leur partie moyenne, et surtout toute la largeur voulue à l'extrémité pour retenir solidement la tête. Enfin, en leur donnant une *très légère* courbure pelvienne, on obtiendrait un instrument ayant la solidité de la prise, et la facilité à se mouvoir au point de vue de la rotation de la tête et de son placement oblique dans le bassin.

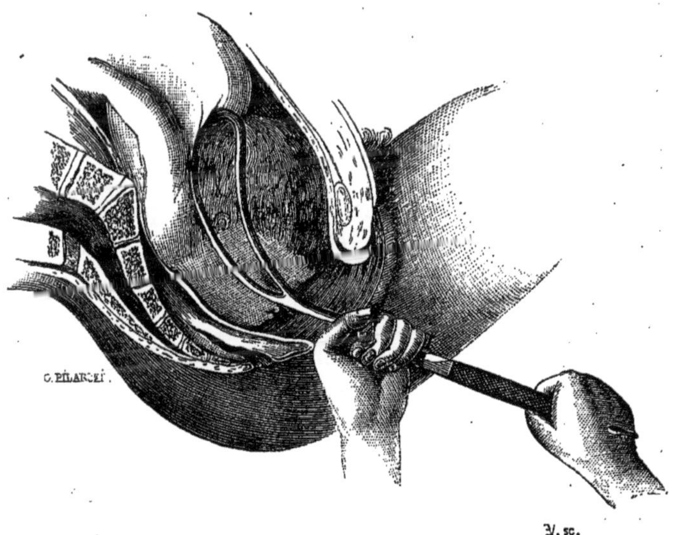

Fig. 24. — Forceps appliqué sur une face en position MIP.

Une autre considération qui permet encore de rétrécir la partie moyenne des cuillers, c'est la suivante :

Quand le forceps est transversalement placé, nous ne devons pas songer à l'utiliser comme instrument de compression; sa compression ne devient utile que si on peut le placer très obliquement. Il est donc important, même à ce point de vue, de faciliter son application oblique, par une forme convenable des cuillers.

D'ailleurs il n'est pas d'une nécessité rigoureuse que le milieu des cuillers soit absolument placé aux extrémités d'un des diamètres les plus saillants de la tête : cette partie des cuillers resterait légèrement en avant de l'ovoïde crânien, que la prise pourrait néanmoins être solide, si les extrémités des cuillers sont tout à fait opposées l'une à l'autre, *suffisamment larges*, assez élastiques, et d'une concavité convenable pour bien embrasser les points de la tête sur lesquels se fait la prise.

La courbe pelvienne du forceps a deux conséquences importantes qu'il ne faut jamais perdre de vue : une de ces conséquences est relative à la façon d'opérer le mouvement de rotation au moyen du forceps, et l'autre à la direction dans laquelle il faut exercer les tractions.

On ne doit jamais, avec un forceps courbé, tenter de produire la rotation autour de l'axe des manches, de même qu'on ne doit jamais tirer suivant cet axe des manches. Il faut, dans l'accomplissement de ces deux mouvements, ne se guider que sur l'axe de la moitié supérieure des cuillers (ligne A B, fig. 28), et non pas sur l'axe général du forceps (A F, fig. 28).

Examinons successivement ces deux mouvements : A. Rotation ; B. Traction.

A. *Rotation.* — Une des conditions qui empêche le plus la rotation spontanée de la tête et nécessite le plus souvent la rotation artificielle, c'est la situation défléchie de la tête dans l'excavation, les têtes non fléchies se tassent dans le petit bassin sans avoir de la propension à tourner. Chassagny explique la rotation en arrière par la disposition du torse de l'enfant, dont le plan antérieur serait en avant. Mais les expérience de Tarnier et de Ribemont paraissent très concluantes pour combattre la théorie de Chassagny; non seulement une demi-rotation du cou de l'enfant ne rendrait pas l'accouchement impossible, comme ce dernier le dit; mais l'enfant n'a pas l'air d'en souffrir, et cette demi-rotation doit se produire parfois sans inconvénient.

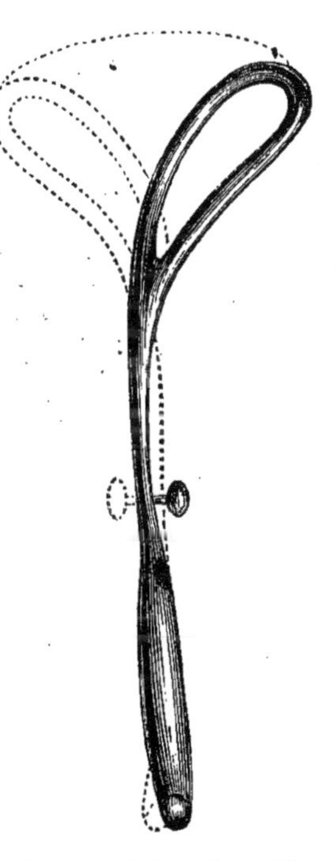

Fig. 25.— Arc décrit par les cuillers si on essaie de faire tourner un forceps autour de la ligne d'axe des manches.

Quand on veut, artificiellement à l'aide du forceps, exécuter la rotation de la tête, il y a une façon de procéder qui a une grande importance, il faut alors absolument tenir compte de la courbe pelvienne du forceps.

Beaucoup d'accoucheurs savent bien exécuter ce mouvement, mais les conditions mécaniques de la rotation du forceps et le moyen pour l'exécuter facilement ont surtout été bien décrits dans sa communication au Congrès de Londres par Tarnier, qui a bien voulu nous prêter les deux gravures (fig. 25, 26); ces gravures expliquent clairement la manœuvre à exécuter et le trajet à faire parcourir par l'extrémité des manches du forceps.

Si on s'efforce de faire tourner le forceps autour de l'axe des manches, on ne réussit pas ; en s'obstinant, on

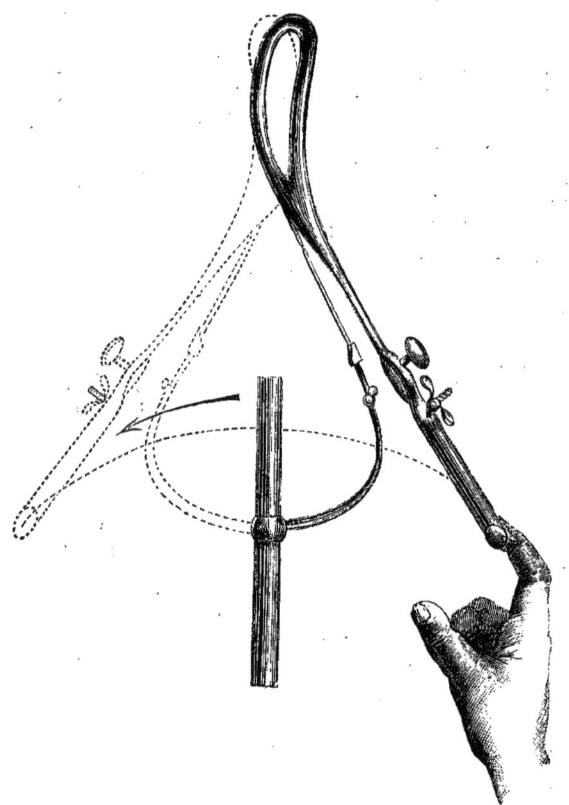

Fig. 26. — Arc extérieur parcouru par le manche d'un forceps courbé pendant la rotation du forceps.

produirait des compressions sur les tissus maternels. Pourquoi? C'est que, dans ce mouvement, on tente de produire un déplacement de l'extrémité des cuillers, qui décrivent alors un mouvement de translation en arc ; cet arc est indiqué par la ligne ponctuée sur la figure 25.

Cet arc réunit le point primitif où étaient les cuillers, au point où elles seraient si le bassin était assez spacieux pour permettre un tel déplacement.

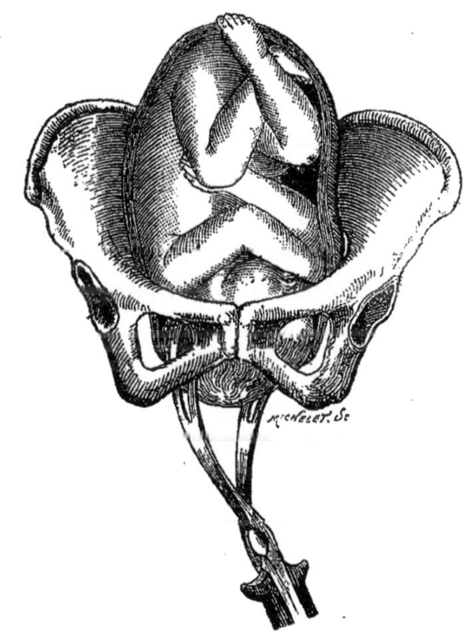

Fig. 27. — Forceps placé sur une tête dans l'excavation en OIDP.

Si, au contraire, on fait exécuter le mouvement de rotation du forceps autour de la ligne A B (fig. 28), c'est-à-dire, autour de l'axe des cuillers, celles-ci ne se déplacent plus, la tête tourne facilement autour de son axe longitudinal ; mais alors ce sont les manches qui décrivent un arc considérable, indiqué sur la figure 26, par la ligne ponctuée qu'accompagne la flèche désignant le sens de la rotation.

Ce déplacement des manches par translation, nécessaire avec tous les forceps courbés, est plus facile à exécuter avec l'instrument de Tarnier qu'avec tout autre; car le milieu de la poignée est sur la ligne d'axe, de sorte que la ligne qui va de ce milieu du bâtonnet à l'extrémité des manches constitue exactement le rayon de l'arc à faire décrire par les manches du forceps.

La notion de cet arc extérieur à parcourir par le manche du forceps est importante, surtout quand la rotation doit être étendue comme, par exemple, dans la figure 27 : les extrémités des manches, déjà inclinés contre la cuisse gauche de la malade, avant la rotation, doivent être portés encore beaucoup plus à gauche et en arrière.

Dans la position la plus ordinaire, c'est-à-dire la tête étant en OIGA, l'extrémité des manches part de la cuisse gauche de la malade, décrit une courbe à convexité antéro-supérieure et aboutit au plan médian de la femme.

B. *Traction.* — La courbe du forceps a, au point de vue de la traction, une conséquence analogue à celle qu'elle a au point de vue de la rotation ; on vient de voir que la courbe oblige à ne pas accepter pour axe de rotation l'axe général de l'instrument ; elle oblige, de même, à ne pas accepter cet axe du forceps comme ligne de direction des tractions. Il faut, comme pour la rotation, se diriger d'après l'axe des cuillers A B (fig. 28).

De même que dans la rotation, l'extrémité des manches avait décrit une courbe extérieure transversale assez étendue, de même, pendant la traction, l'extrémité des manches décrit, de bas en haut, une courbe très étendue, qui est la conséquence de la courbe du canal génital de la femme.

Cette courbe irrégulièrement parabolique est représentée par FF′ (fig. 28) : son étude n'a pas encore été faite convenablement.

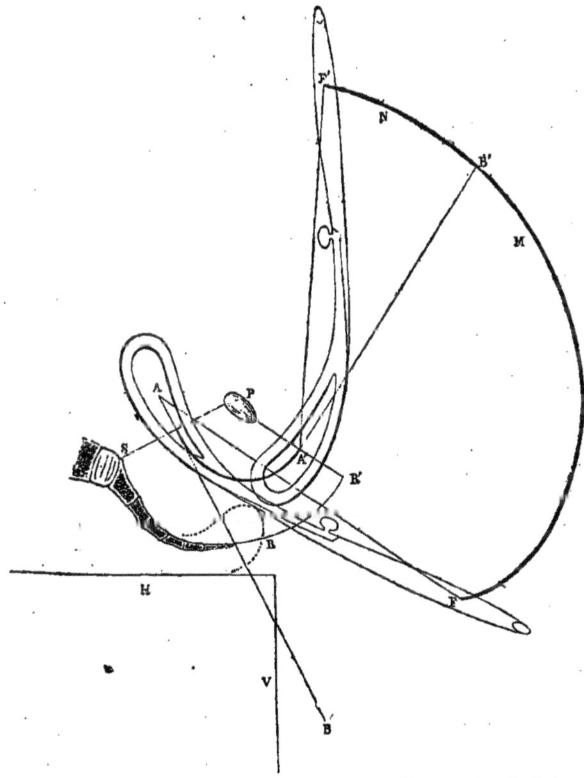

FIG. 28. — Courbe décrite pendant l'extraction par les manches du forceps.

A, F, ligne d'axe générale des forceps ; — A, B, ligne d'axe des cuillers. C'est cette ligne qui doit servir d'axe de rotation du forceps, c'est elle aussi qui doit toujours servir de direction aux tractions.

Avec un forceps bien libre, tiré régulièrement dans la direction voulue, une observation attentive de cette courbe permettra de trancher expérimentalement la question encore discutée de savoir si la tête descend en ligne droite, ou en ligne courbe jusqu'au fond de l'excavation. Les tractions ne doivent pas seulement être faites suivant un trajet parallèle à la ligne A B, elles doivent suivre rigoureusement cette ligne, et c'est pour arriver à cette direction théorique qu'on a fait tant de travaux depuis 1860.

Nous verrons plus loin qu'on y est parvenu d'une façon satisfaisante, par l'attache de la force au centre de figure.

Nous avons dit plus haut qu'on ne doit *jamais* tirer suivant l'axe A F du forceps, même au détroit inférieur, ce n'est pas la direction la meilleure qu'on puisse donner à la traction, bien que, à ce niveau on puisse facilement diriger le forceps de façon que cette ligne coïncide tout à fait avec l'axe du détroit inférieur. Cette explication appartient encore à Tarnier.

Supposons l'orifice O O et l'axe général A B d'un forceps tenant une tête convenablement serrée.

La figure montre bien que si l'on tire suivant A B, la direction est satisfaisante par rapport à l'orifice à franchir, mais alors on fait passer la tête obliquement à travers l'orifice ; elle présente ainsi des diamètres plus grands, qui nécessitent une distension regrettable des parties molles maternelles.

Supposez, au contraire, que, relevant un peu les manches du forceps, vous fassiez vos tractions suivant l'axe des cuillers, la tête se redresse et passe par ses diamètres les plus favorables.

Ajoutons toutefois qu'à ce niveau on n'est pas absolument obligé à n'agir sur le forceps que par traction; à ce moment, l'action par le mécanisme du levier est assez favorable, elle arrive aussi très bien à redresser la tête et à l'engager sans inconvénient pour les tissus maternels.

Étant donné le trajet curviligne que doit suivre la tête pour se dégager tout à fait des voies génitales, étudions les moyens conseillés par les auteurs pour entraîner le forceps dans une bonne direction aux diverses hauteurs.

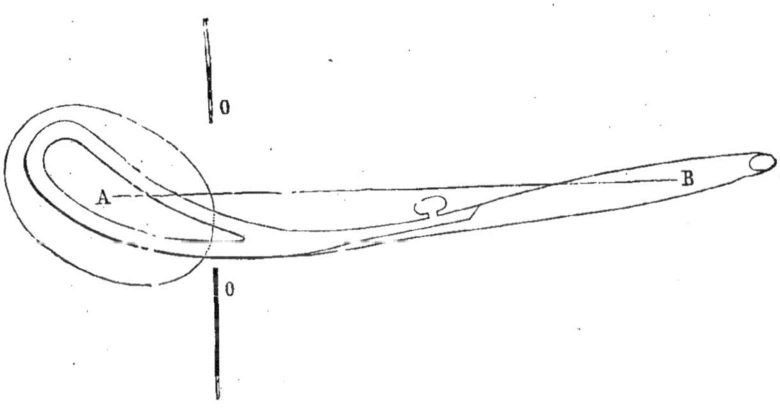

FIG. 29.

O, O, représente le détroit inférieur ; — A, B, axe général du forceps, bien qu'il coïncide avec l'axe de l'orifice à franchir, ce n'est pas la ligne favorable à la traction.

La tête étant au détroit supérieur, beaucoup de classiques français de la première moitié de notre siècle recommandent de porter alors très en arrière les manches de l'instrument ; c'est là une très fausse manœuvre dont Chassagny surtout a fait justice. Mais on ne donnait pas partout ce conseil ; déjà Ossiander recommandait quelque chose d'analogue à ce que l'on décrit ordinairement sous le nom de manœuvre de Pajot, telles sont ses expressions : *Fixo pede et perpendicularis brachii nisu validissimo deorsum premere.*

Krüger employait une manœuvre qui consiste à faire asseoir un aide sous le forceps et à lui faire tirer en bas un lacs attaché à l'articulation de l'instrument, pendant que l'opérateur tire sur les manches. Il combinait donc là deux mouvements élémentaires rectilignes, mais avec la précaution de changer d'instant en instant la direction de ces deux forces agissant en ligne droite, il en résultait une série de petits déplacements rectilignes dont la réunion constitue une ligne brisée à fragments assez petits pour être considérée comme un trajet courbe.

Mais fréquemment on utilise le forceps comme levier, en imprimant aux manches un mouvement de rotation autour d'un point d'appui qui peut être pris contre les parties de la femme ou, ce qui vaut beaucoup mieux, constitué par une des mains de l'opérateur. Si cette main, fournissant l'appui du levier, lui imprime en même temps un déplacement, il en résulte des combinaisons très variées. C'est à l'aide de ces combinaisons qu'on peut exécuter la manœuvre enseignée depuis longtemps par le professeur Pajot.

Tous les accoucheurs savent aujourd'hui comment, par cette manœuvre, on peut faire parcourir à l'extrémité des cuillers la ligne courbe que Nægele a décrite comme l'axe idéal de l'excavation.

Au détroit supérieur, « le résultat désirable est obtenu, dit Pajot, en faisant de la main gauche, placée au pivot, un point d'appui et en appliquant de la main droite la la force à l'extrémité du manche par un effet de bascule en haut. »

Il décrit ainsi sa manœuvre dans tout le trajet pelvien :

« La main gauche saisit vigoureusement l'instrument tout près de la vulve, et si les crochets sont portés par l'autre main d'abord en bas et un peu en avant, puis à mesure de la descente de plus en plus haut, la main gauche seule devra tendre à abaisser les cuillers, jusqu'au moment où les deux mains peuvent se reporter près des manches si les crochets sont relevés. Alors on relève peu à peu l'instrument en dehors, mais sans aller jamais jusqu à le coucher sur le ventre de la femme. »

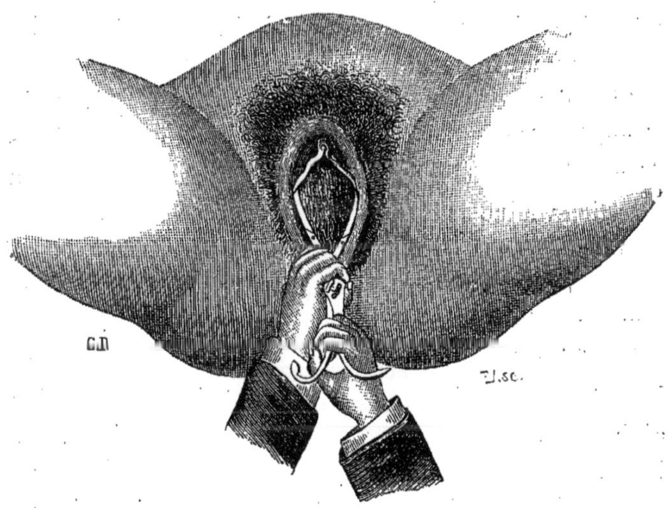

Fig. 30. — Manœuvre de Pajot.

Plus tard, s'efforçant de rendre sa description plus claire, il s'exprime ainsi :

« Nous appliquons la main gauche le plus près possible de la vulve, la main droite aux crochets ; puis nous nous servons tantôt de ces deux mains pour faire du forceps, par moments, un levier du premier genre, parfois du troisième, parfois un levier et un tracteur en même temps, parfois encore un tracteur direct, selon les résistances et la hauteur du bassin à laquelle ces résistances se produisent, pouvant ainsi, grâce à ces divers modes d'action, diriger la tête en arrière, en bas, en avant, en haut, en un mot, suivant toutes les directions nécessitées par la forme du bassin vivant que nous continuons à considérer comme courbe avec tous les accoucheurs qui, avant nous, l'ont étudié pratiquement. »

Évidemment la manœuvre de Pajot est bonne, elle est même la seule bonne lorsqu'on agit directement avec les mains sur un forceps du type Levret.

C'est donc cette manœuvre seule qui, au détroit supérieur, doit être comparée avec les moyens que nous allons décrire dans les chapitres suivants, moyens atteignant la direction voulue en donnant la liberté au forceps.

On voit que les avantages et les inconvénients des forceps du type Levret découlent presque tous de la courbe pelvienne qui distingue ce type de forceps.

En faisant des tractions manuelles avec le forceps Levret, on produit toujours une certaine compression céphalique. Les manches de l'instrument, leviers assez longs, rendraient cette compression dangereuse si on ne songeait à la modérer pendant les tractions énergiques. Si, au contraire, on serre trop peu, le forceps glisse en s'entr'ouvrant, d'où production de lésions matérielles. Un lien sur les manches, une crémaillère les empêchant absolument de s'écarter ou bien une vis de fixation comme celle du forceps Tarnier rendent des services ; à la condition expresse de ne s'en servir que pour s'opposer à tout écartement des manches, sans les serrer jusqu'à comprimer l'ovoïde crânien.

CHAPITRE III

DEUXIÈME ESPÈCE

FORCEPS CONSTRUITS EN VUE DE DIMINUER LA COMPRESSION

Cette espèce contient deux types: type des forceps à branches parallèles et type des instruments asymétriques

TYPE DES FORCEPS A BRANCHES PARALLÈLES

Forceps de THÉNANCE

Dans cette espèce, un forceps est généralement décrit sous le nom de forceps lyonnais ou de Thénance, bien que les mains de Palfyn fussent construites sur le même principe : c'est-à-dire le parallélisme et non plus le croisement des branches. C'est en 1722 que Palfyn publia la description de son forceps qu'il présenta à l'Académie de Paris.

Le forceps de Chamberlen, tel que Chapman le fit connaître pour la première fois en 1723, était lui-même du type parallèle : il suffit pour s'en convaincre de lire cette description où il est dit que la partie inférieure des branches se superpose, et l'extrémité inférieure de ces branches se termine par une jonction au moyen d'une charnière et d'un clou (Thénance, p. 28). Si on a donné la figure d'instruments croisés retrouvés, en 1818, dans la fameuse armoire secrète de la famille Chamberlen, à Woodham (Essex), il paraît probable que ces instruments croisés ne furent que des modifications ultérieures de la forme primitive. Quoi qu'il en soit, depuis Grégoire, c'est-à-dire pendant la pratique de Puzos, Deleurye, Levret, Smellie, Solayrès, le forceps était croisé : cela avait été considéré par tous ces accoucheurs comme un progrès permettant de mieux tenir, mieux assujettir et mieux comprimer la tête ; mais que de difficultés parfois pour placer la première la branche à pivot et arriver à articuler les branches ensemble !

Ce fut donc Jean-Simon Thénance[1], membre du Collège de chirurgie de Lyon, qui proposa, comme perfectionnement, de reprendre d'une façon raisonnée le principe du parallélisme des branches, surtout pour éviter les difficultés de l'articulation. Il dit aussi dans sa préface : « La ligature par une serviette au milieu donne à l'accoucheur la faculté de serrer l'instrument autant qu'il le juge convenable. » Il répète encore (p. 53) : « Les cuillers de mon forceps ont plus d'étendue en tous sens ; ce qui facilite leur prise sur la tête et ce qui donne en même temps l'avantage de n'être point obligé de les serrer avec autant de force que si leurs dimensions étaient moindres. »

[1] J.-Simon Thénance, *Nouveau forceps non croisé perfectionné en 1781*. Lyon, imprimerie de Ballanche, brumaire an X.

L'idée de régler la compression de la tête, que Petit avait essayé de réaliser par une crémaillère aux manches du forceps croisé, a donc préoccupé le premier partisan du forceps non croisé. C'est encore, comme on le verra, le principal avantage que trouve à cette espèce de forceps son plus éminent défenseur actuel, Chassagny.

L'instrument de Thénance, avec ses dimensions colossales, n'est plus qu'un objet de curiosité dans les vitrines de nos musées.

Longueur, 0 m. 47. Poids, 1.215 grammes. En voici le dessin fig. 31 ; nous nous dispensons de le décrire plus amplement.

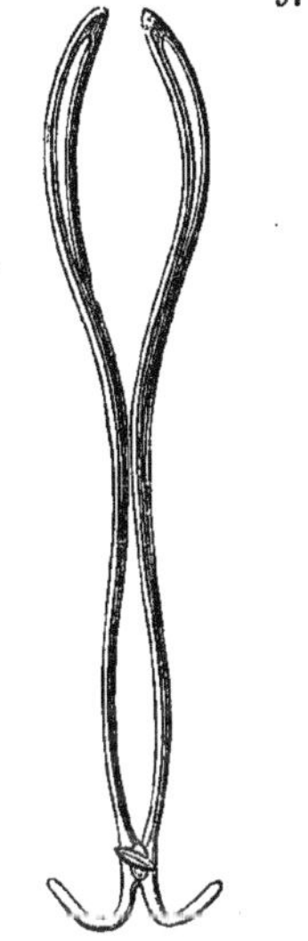

Fig. 31.
Forceps de Thénance.

Vallette (de Lyon) a adopté également le principe du parallélisme des branches.

Nous avons vu que le forceps droit de Lazarewich est en même temps un instrument à branches non croisées.

Une idée qui avait déjà été exécutée par Chassagny a été reprise par le professeur Trélat ; il a fait construire, pour les applications à la vulve, un petit forceps très léger, très élastique, que les fabricants appellent vulgairement la *pince à sucre*, il peut être manœuvré, par rotation des branches,

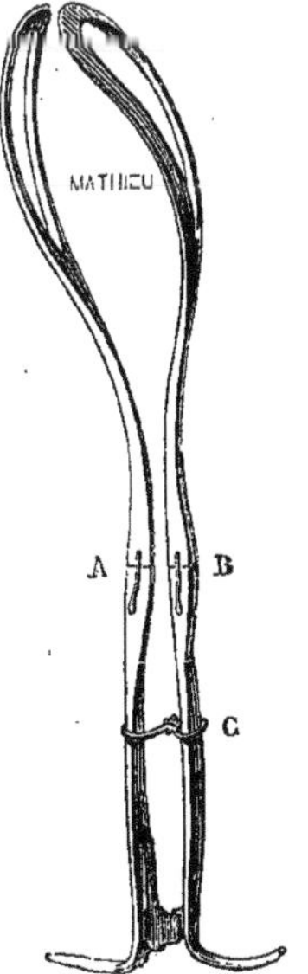

Fig. 32. — Forceps Valette.

comme le grand forceps de Bernard (d'Apt), et ses branches sont parallèles et non croisées.

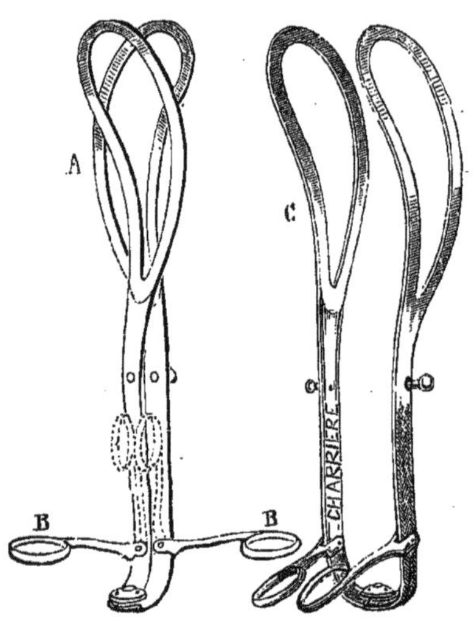

Fig. 33. — Petit forceps de Trélat.

Mais ses avantages sont plus hypothétiques que réels, la rotation autour de la tête est difficile, car la courbe des cuillers ne coïncide pas avec toutes les courbes céphaliques, et si l'on veut se servir de cet instrument, il vaut mieux en introduire les branches séparément ; c'est alors un petit forceps non croisé, presque droit, qui fonctionne assez bien.

Forceps de CHASSAGNY

Arrivons à l'examen du forceps à branches parallèles, qui mérite le plus d'attention, à cause de la valeur et de la conviction de son auteur, celui qui est si vigoureusement défendu par Chassagny : nous discutons ici uniquement la construction du forceps, telle que la préconise cet auteur qui y voit des avantages théoriques, considérablement exagérés selon nous. Examinons ce forceps, indépendamment, bien entendu, de son excellent principe de liberté complète, par l'insertion de la force au centre de figure : principe rigoureusement vrai, qui s'impose de plus en plus en obstétrique et qui sera bientôt considéré, à juste titre, comme l'œuvre importante et la gloire de son auteur.

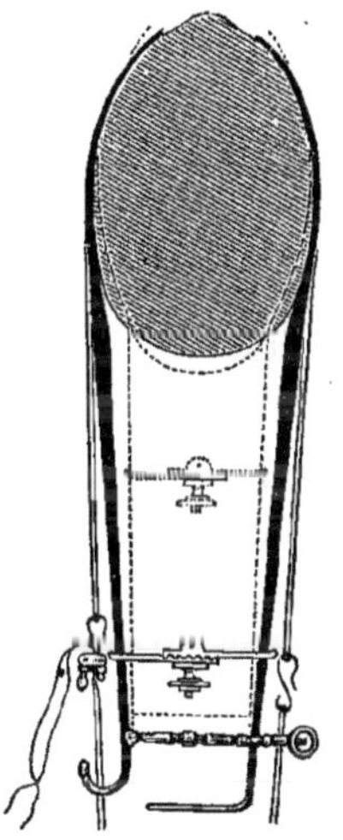

Fig. 34.
Forceps de Chassagny.

La description du forceps de Chassagny occupe seule dix-huit pages dans son livre de 1872 : il y a, depuis ce moment, fait quelques modifications ; nous ne pouvons le décrire ici en détails, cette figure en donne une idée assez exacte : les lignes ponctuées indiquent la forme que prend l'instrument à la fin de la traction et l'allongement de la tête, que l'auteur croit obtenir, grâce à son instrument.

Le forceps ici représenté et dont se sert actuellement Chassagny, a 0 m. 37 de longueur ; il pèse 810 grammes.

Donnons la parole à l'auteur pour exposer les avantages de son forceps :

« Avec un forceps à branches parallèles les pressions s'exercent presque perpendiculairement au diamètre embrassé, elles lui sont tangentielles, elles sont presque nulles sur la base, à l'extrémité des cuillers, aux points où elles sont inutiles et dangereuses ; elles sont, au contraire, puissantes sur la voûte réductible, aux points où elles sont efficaces et inoffensives, et enfin elles laissent à la tête toute liberté de s'allonger, pour compenser les réductions que lui fait subir le forceps dans un sens et le bassin dans un autre.

« Lorsqu'une tête est saisie et tirée par un forceps croisé, la peau, les sutures et les fontanelles sont violemment distendues ; la substance cérébrale, comprimée dans deux sens par le forceps et par le bassin, réagit contre tous les points soustraits à la pression et y produit une énorme distension. Avec le forceps parallèle, au contraire, la tête trouve entre les deux cuillers toute la place nécessaire pour s'allonger à l'aise et compenser les diminutions que lui font subir les pressions du forceps et du bassin ; et alors, au lieu de cette masse obtuse, tendue, que l'on perçoit avec le forceps croisé, on a, comme dans l'accouchement naturel, une tête conique et précédée des replis du cuir chevelu ; on sent que la pulpe cérébrale subit la compression nécessaire pour lui faire changer de forme, mais qu'elle n'en subit point tendant à diminuer son volume, jusqu'à la faire refluer par les ouvertures du crâne, et la repousser même dans la poitrine par les trous de conjugaison, comme M. Bailly en cite des exemples dans sa thèse de concours.

« Pour démontrer cette vérité déjà si saisissante en théorie, j'ai fait construire une tête en caoutchouc, massive dans les points correspondant à la base, creuse et renfermant de l'eau, c'est-à-dire un liquide incompressible, dans la partie correspondant à la voûte, et j'ai constaté qu'en faisant passer cette tête dans des filières artificiellement rétrécies, il fallait un effort beaucoup plus considérable lorsqu'elle est saisie avec le forceps croisé que lorsqu'elle est saisie avec le forceps droit ; cet effet se produit toujours quel que soit le diamètre du bassin rétréci, qu'il corresponde au diamètre de la tête embrassé par le forceps ou bien au diamètre opposé. J'ai constaté par la même expérience que les pressions subies par les parois du bassin sont en raison directe de la force de traction nécessaire pour faire franchir la filière.

« Ces données théoriques et expérimentales sont pleinement justifiées par l'épreuve clinique.

« Depuis bien longtemps déjà je poursuis cette campagne contre une tradition bientôt séculaire ; mais je ne me décourage pas, la vérité a le temps d'attendre, ses droits sont imprescriptibles. »

Tous les auteurs, sauf Chassagny, considèrent la compression exercée par le forceps, comme une nécessité fâcheuse que l'on subit, ne pouvant l'empêcher, et nous sommes tout à fait de leur avis, sauf dans le cas où l'on pourrait avoir sur la tête une prise exerçant la compression dans le sens antéro-postérieur du bassin.

Chassagny seul soutient un avis opposé; il croit que, par une disposition merveilleuse de son forceps, la compression transversale elle-même qu'il exerce sur les parties saillantes de la tête contribue à l'allonger d'une façon utile. Son erreur a été et est encore de soutenir l'utilité de la compression transversale du forceps, espérant la faire mieux avec son instrument qu'avec le forceps croisé. Il dit (p. 53 de son livre) : « Oui, le forceps doit être un instrument de réduction. »

Tandis que Schrœder exprime l'opinion unanime en disant : « le meilleur forceps est celui qui comprime le moins la tête, » notre confrère lyonnais se fait une étrange illusion sur le degré d'allongement qu'il croit donner à la tête par son forceps.

La nature, dans les accouchements spontanés, allonge parfois la tête dans le sens du diamètre maximum d'une façon appréciable à l'œil, mais surtout à cause de la bosse séro-sanguine qui vient s'y joindre, ce dont M. Chassagny n'a pas tenu assez compte, il n'a pas fait des études rigoureuses sur ce point par des mensurations : se fiant à la théorie, il croit, nous a-t-il dit récemment, que le crâne peut, dans quelques circonstances, s'allonger de 3 centimètres; eh bien, Wasseige, se servant dans un cas du forceps de Chassagny, et après des tractions soutenues, prolongées, apprécie à 6 millimètres l'allongement produit. Dans le cas d'accouchements spontanés, la thèse si consciencieuse de Budin, nous fournit des renseignements précieux. Dans cinquante et un cas d'accouchement spontané par le sommet, en occipito-antérieur, le diamètre maximum, mesuré au moment de l'accouchement, et six ou huit jours après, c'est-à-dire lors de la disparition de cette déformation apparente, Budin a obtenu les résultats suivants :

Dans	1	cas il y a eu plus de	1	centimètre d'allongement ;
—	2	— —	7	millimètres —
—	2	— —	6	— —
—	5	— —	5	— —
—	2	— —	4	— —
—	9	— —	3	— —
—	9	— —	2	— —
—	5	— —	1	— —
—	16	— —	pas appréciable.	

Rapprochons ces résultats de ceux fournis par l'expérimentation. La thèse de Labat nous montre que dans ses expériences plus complètes, mieux faites encore que celles de ses devanciers, en comprimant la tête pendant douze heures dans deux sens différents avec des pressions directes de 15 kilogrammes (c'est-à-dire plus considérables que celles réalisées pendant la traction du forceps) le diamètre vertical libre de la tête s'allonge notablement, et lorsque l'on en vient à la mensuration, le mot notablement se traduit par 5 ou 6 millimètres.

Quelle illusion est donc celle de M. Chassagny sur l'allongement que fournit son forceps lorsqu'il accuse l'angle inférieur du forceps croisé d'empêcher l'allongement de la tête ; pour donner toute ma pensée sur ce point, je dirai :

Aucun forceps, après avoir saisi une tête, ne la déplace et n'assure bien sa prise, sans avoir glissé de 1 1/2 centimètre à 2 centimètres et plus ; l'adaptation des branches, eût-elle été complète sur les parties inférieures de la tête, que ce glissement seul suffirait au delà pour permettre tout l'allongement dont une tête fœtale naturelle (et non en caoutchouc) soit susceptible. Nous trouvons au forceps de Chassagny l'avantage de ne donner aucune difficulté de décroisement et d'articulation, nous lui trouvons des qualités d'élasticité, à cause de la longueur plus grande des tiges métalliques entre leur jonction et leur extrémité libre ; mais il a un inconvénient grave dont Wasseige s'est plaint chaque fois qu'il s'en est servi : l'écartement trop grand des branches au niveau de la vulve et des ischions empêche parfois de le placer avec toute l'obliquité désirable dans les bassins un peu déformés.

« Une raison personnelle, dit Wasseige[1], nous engage à ne pas employer le forceps Chassagny, c'est qu'il ne nous a pas été possible, une seule fois, dans les trois observations que nous rapportons, de saisir la tête obliquement; toujours nous avons dû placer une branche à gauche, et l'autre à droite du bassin, ce qui dépend du défaut de courbure de l'instrument. »

Le fait signalé par Wasseige est vrai; on ne peut pas, avec le forceps Chassagny, faire une application oblique lorsque que le bassin est tant soit peu rétréci, nous l'avons constaté nous-même, et nous savons d'ailleurs que l'auteur de cet instrument ne fait pas d'applications obliques; il cherche, dit-il, à comprimer *transversalement* la tête pour l'allonger mieux. Nous regrettons toutefois de ne pas pouvoir adopter l'explication qu'en donne Wasseige; le célèbre accoucheur belge explique cette impossibilité par le défaut de courbure du forceps Chassagny. Non, il n'en est pas ainsi. Plus on place le forceps obliquement, *moins on utilise sa courbure pelvienne;* mais ce qui est nécessaire alors, c'est que la partie au-dessous de la tête soit étroite. Or, les branches parallèles du forceps Chassagny occupent en ce point 8 1/2 centimètres lorsque l'instrument saisit une tête de 9 centimètres. Dès lors, pour lui donner la moindre obliquité, il faut opérer dans un très grand bassin.

L'écartement des branches du forceps Chassagny lui avait déjà été reproché par Stoltz et par Bouchacourt, à

[1] *Bulletin de l'Académie royale de médecine de Belgique*, t. X, troisième série, n° 9. 1876.

cause de l'écartement transversal de l'orifice vulvaire qu'il produit pendant tout le temps que dure son application. La raison que nous donnons ci-dessus, l'impossibilité de faire des applications obliques au détroit supérieur, où elles sont si utiles, est pour nous un vice capital de l'instrument qui nous empêcherait absolument de nous en servir.

Nous ne pouvons nous empêcher d'exprimer ici un regret : N'est-il pas fâcheux que l'auteur des tractions mécaniques et de cet admirable principe de l'attache au centre de figure de la tête se soit inspiré de vues théoriques géométriquement rigoureuses, mais inapplicables à la tête fœtale naturelle ; qu'il n'ait pas consenti à vulgariser sa découverte en l'appliquant à tous les forceps ; qu'il se soit acharné depuis vingt ans à défendre un forceps nouveau, pour lequel il a dépensé une activité précieuse sans convaincre aucun accoucheur spécialiste, pas un. Cette lutte courageuse, mais stérile, a malheureusement détourné les esprits du progrès très réel que l'obstétrique doit incontestablement à notre cher compatriote.

Forceps assemblé de Bernard (d'Apt)

Le 13 décembre 1836, le docteur Camille Bernard, médecin de l'Hôtel-Dieu d'Apt, présenta à l'Académie de médecine de Paris un forceps assemblé, destiné à éviter l'inconvénient de l'introduction successive des mains et des branches. Par un mécanisme particulier, les deux cuillers sont superposées ; elles sont introduites à hauteur, puis écartées et amenées par un mouvement en spirale aux deux côtés de la tête ; on les fixe alors dans cette position.

Ce forceps garde les caractères du modèle à branches parallèles.

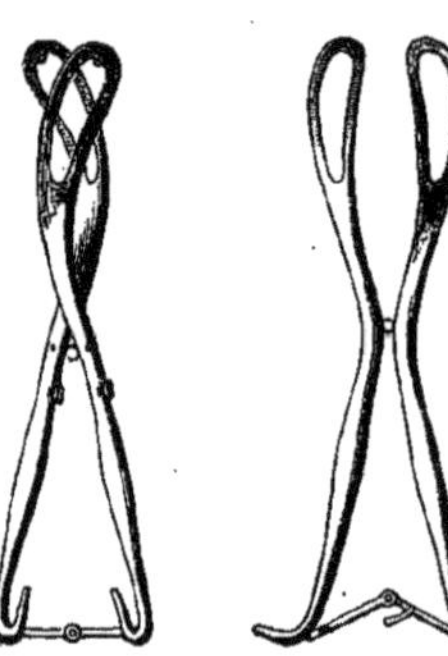

Fig. 35. — Forceps assemblé de Bernard (d'Apt).

Il est certain que pour l'unanimité des accoucheurs les avantages que Bernard trouvait à son forceps ne constituent pas des qualités réelles. Tout le monde préfère placer séparément et sûrement des branches séparées, que la main accompagne.

L'exemple de Bernard est toutefois des plus instructifs, il montre bien l'empire qu'ont sur un esprit, même éclairé, les idées théoriques préconçues. Ce praticien consciencieux crut sérieusement pendant toute sa vie que son forceps était un progrès ; il y resta toujours fidèle, et, en 1864, vers la fin de sa vie, il vint au Congrès de Lyon, nous l'avons entendu parler, avec la plus entière bonne foi, des résultats satisfaisants qu'il avait obtenus dans cent quatre applications de son forceps.

Tirons-en cette conclusion d'ailleurs prévue : En obstétrique surtout, les inventions ne peuvent être jugées que lorsqu'elles passent dans d'autres mains que celles des inventeurs.

Léniceps de Matteï

Matteï, conduit par cette idée que le forceps, en saisissant la tête du fœtus, la comprime, que cette compression devient d'autant plus dangereuse pour l'enfant qu'on serre davantage les manches de l'instrument, a décrit, en 1853, un instrument qu'il désigne sous le nom de *léniceps* (fig. 36) ; on y retrouve deux cuillers symétriques, plus courtes que celles du forceps ordinaire. Les branches sont coupées au niveau de l'articulation ordinaire, ces cuillers se fixent dans un manche transversal ; des échancrures échelonnées sur le manche, de distance en distance, permettent d'écarter ou de rapprocher les deux cuillers l'une de l'autre. Le principal avantage de cet instrument serait d'avoir un manche transversal qui s'adapte bien à la main de l'opérateur. Cet instrument a le grave inconvénient de ne permettre que difficilement d'exercer des mouvements de levier sur la tête pour produire le dégagement pendant le quatrième temps.

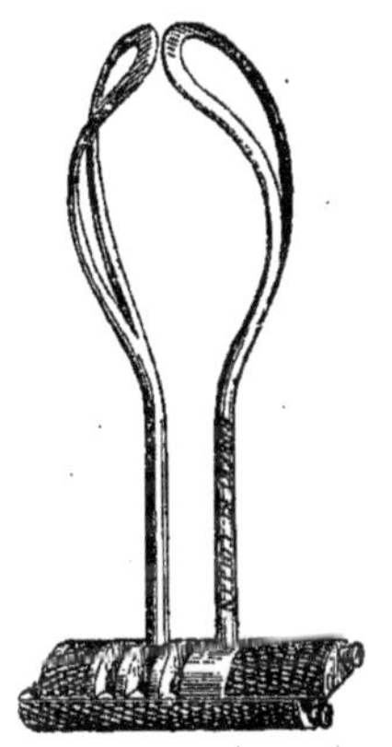

FIG. 36. — Léniceps de Matteï.

L'écartement des cuillers de l'instrument est déterminé à l'avance par les échancrures du manche, et il est impossible de proportionner exactement le rapprochement des cuillers au volume de la tête.

Si cet instrument n'a pas pris place dans la pratique, c'est avec raison, car il ne rend véritablement pas les services qu'on avait promis en son nom ; le forceps ordinaire lui est donc préférable sous tous les rapports.

TYPE DES FORCEPS ASYMÉTRIQUES

Déjà Levret avait senti la nécessité de pouvoir articuler son forceps, sans avoir donné une position absolument symétrique aux branches.

Une gravure de son ouvrage nous montre que l'articulation de son forceps pouvait se faire, à volonté, à trois hauteurs différentes de l'une des branches; mais cette première idée n'avait pas été remarquée, de sorte qu'on peut dire que c'est G.-A. Fried (de Strasbourg) qui fut le véritable promoteur, en France, de l'asymétrie. En effet, Rist cite dans sa thèse les trois modifications que Fried apporta à son forceps et parmi ces trois modifications se trouve celle-ci :

« Il dispose son forceps, pour que l'un des manches puisse tourner sur son axe, au moyen d'une vis, de sorte que cette cuiller peut prendre une triple direction. » L'asymétrie était créée. Dugès fit une tentative en donnant à son forceps un mode spécial d'articulation qui permet aux deux cuillers de tourner sur leur axe. Le forceps de Dugès est probablement celui qui réunit les conditions les plus étendues d'asymétrie ; mais cet instrument n'a pas été jugé par la pratique, nous le croyons inapplicable, ou incapable de retenir la tête. Aucun ouvrage n'a donné la figure de ce forceps, et nous n'en aurions pas une idée exacte si la clinique de Lyon n'en possédait un modèle ; nous n'avons pas cru qu'il valût la peine de le faire graver pour cette thèse.

L'instrument que nous donnons en tête des asymétriques est le rétroceps ; comme on pourrait, à la rigueur, le classer parmi les forceps à branches parallèles, il établit entre ces deux groupes une transaction naturelle.

Rétroceps

Hamon (de La Rochelle) a publié, en 1873, la description d'un nouvel instrument qu'il a appelé rétroceps (fig. 37). Il abandonna l'idée d'effectuer sur la tête

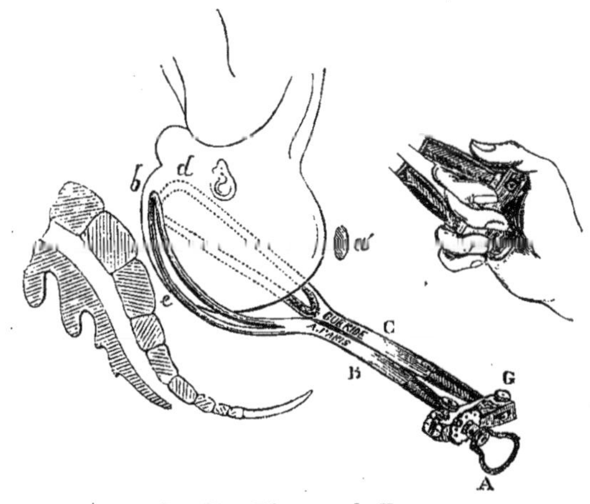

FIG. 37 — Rétroceps de Hamon.

une prise par deux points opposés ; il chercha à la saisir, seulement par la partie voisine du sacrum, quelle qu'elle soit d'ailleurs, et abstraction faite de toute notion anatomique.

L'instrument se compose de deux branches s'articulant sur un manche transversal commun.

Les cuillers de chaque branche présentent deux courbures, l'une sur le plat, l'autre sur le champ. Les tiges sont intéressantes, surtout par leur extrémité inférieure, qui est différente sur l'une et l'autre.

La tige gauche, basculante, a sa partie terminale amincie en vue de pénétrer dans une mortaise taillée dans la partie du manche. Cette extrémité est percée d'un orifice pour le passage d'une goupille destinée à articuler cette branche sur le support commun. La tige droite, pivotante, présente à son extrémité un anneau utilisé comme un levier pour la manœuvre. Au-dessus de l'anneau se remarque une rondelle percée de quatre ouvertures circulaires s'engageant dans une tête saillante que porte le manche. C'est un système d'arrêt qui permet d'articuler cette branche et de régler le degré d'ouverture de la double cuiller.

Sur le manche, on remarque deux mortaises, l'une circulaire reçoit la branche pivotante, l'autre en carré long admet la branche basculante. Hamon lui reconnaît pour avantages: son exiguïté, son aspect peu effrayant pour les malades et son application très facile.

Nous sommes loin de partager l'enthousiasme avec lequel Hamon parle de son instrument.

Dans quelques cas où il réussit à extraire la tête, il agit comme un large levier à la partie postérieure de celle-ci; mais, lorsque la tête n'est pas engagée, il est d'une inefficacité absolue, car il n'a pas de prise et la tête fuit en avant. Il est plus mauvais que tous les forceps, lorsque ses branches se rapprochent de la symétrie; lorsqu'elles sont divergentes il a seulement sur le levier l'avantage d'être plus large.

Ce large levier, en tirant la tête, glisse toujours un peu; alors, pendant que les extrémités des branches s'impriment sur la tête fœtale, leur convexité appuie jusqu'à les contusionner sur les parties molles postérieures de l'excavation pelvienne.

On peut donc dire que cet instrument ne mérite pas le bruit qui a été fait à son sujet.

Grand Forceps asymétrique de Matteï

Matteï[1], en 1855, publia la description de son grand forceps asymétrique. Les deux branches sont symétriques, mais elles ne présentent aucun organe d'articulation, et c'est précisément une pièce indépendante qui les réunit d'une manière aussi asymétrique que le désire l'opérateur (fig. 36).

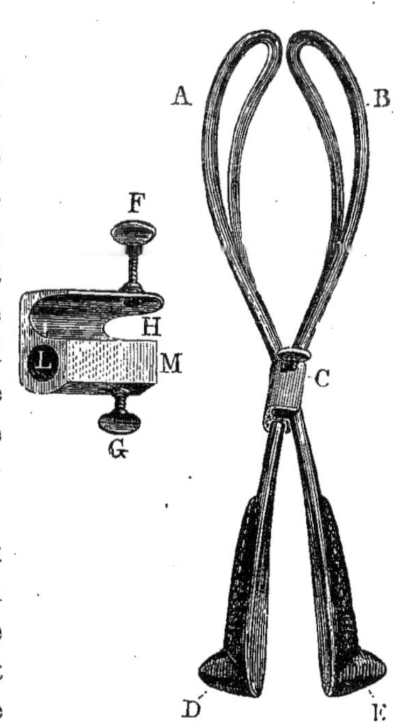

Fig. 38. — Grand forceps asymétrique de Matteï.

La jonction des deux branches est faite au moyen d'une douille creusée d'un canal (L) et d'une gouttière (H). Le canal et la gouttière ont les dimensions des man-

[1] Matteï. *Essai sur l'accouchement physiologique.* Paris, 1855.

ches du forceps et sont munis chacun d'une vis de serrage (F et G) pour arrêter le mouvement.

On introduit la branche du forceps qui doit rester en arrière dans le canal de la douille (B), de manière que la gouttière soit placée en avant. On applique cette branche, puis la branche qui doit revenir en avant, qu'on place dans la gouttière de la douille. On serre enfin les vis de pression de celle-ci.

Le forceps a donc une articulation mobile qui peut être fixée là où le cas l'exige, et qui peut être faite même sans parallélisme des branches.

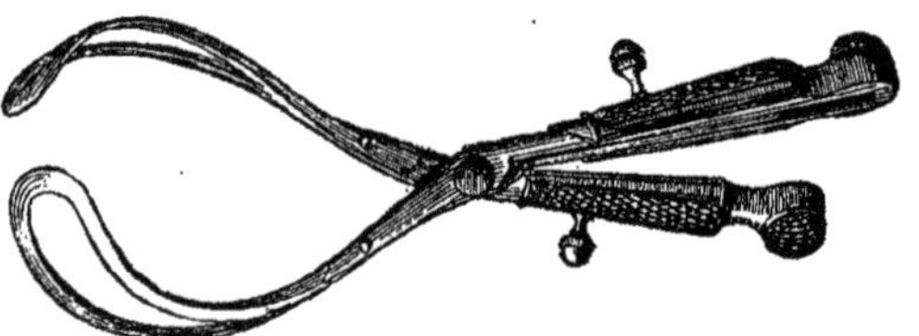

Fig. 39. — Forceps s'allongeant de Campbell.

Wasseige porte sur ce forceps l'appréciation suivante, qui nous paraît très judicieuse :

« Il y a certainement dans cet instrument une belle idée théorique ; cependant ce n'est pas sans quelque inconvénient que l'on utilise la résistance des parties molles et du bassin pour maintenir la tête en contact avec les deux branches, ce qui arrive lorsqu'elles ne sont pas appliquées aux extrémités d'un même diamètre. Les parties molles doivent alors subir un frottement nuisible, et si les branches ne sont pas appliquées à peu près aux deux extrémités d'un même diamètre, la tête peut échapper et l'instrument déchirer ou contondre les parties molles. »

Roger (du Havre) a publié lui aussi un forceps asymétrique dont les deux cuillers, montées par une réunion à baïonnette sur les manches, peuvent exécuter une certaine rotation en dehors et entr'ouvrir ainsi en avant l'ovale qui reçoit la tête.

Ces branches peuvent aussi s'articuler à inégale hauteur, car le pivot peut se visser dans 3 échancrures espacées de 1 centimètre.

Nous pourrions aussi rapprocher des forceps asymétriques celui de Campbell, représenté figure 37. Il a des manches susceptibles de s'allonger également ou inégalement par un système de coulisse.

Forceps de Carof

Le forceps imaginé par le docteur Carof, professeur d'accouchements à l'hôpital civil de Brest, peut être appliqué absolument comme les autres, quand rien n'oblige à recourir à son système d'articulation. La cuiller de chacune des branches de l'instrument est indépendante du manche. L'articulation de la cuiller et du manche, ainsi que l'articulation des deux branches ensemble peuvent se faire de différentes façons. Aussi le forceps du docteur Carof présente, suivant l'auteur, les caractères suivants : 1° il est forceps croisé ordinaire ; 2° il s'articule solidement, très aisément, dans toutes les positions possibles des cuillers, parallèles ou non ; 3° les cuillers, passant l'une sur l'autre, peuvent être introduites ensemble ; 4° il peut toujours être ramené à l'application régulière aussi lentement qu'on le désire, et cela sans désarticuler, ni retirer les cuillers, et par le seul mouvement que l'accoucheur imprime aux manches. Il ne cesse pas d'être un instrument de préhension et de traction ; 5° dans le cas où le décroisement est nécessaire, il l'évite en devenant un forceps à branches parallèles. Alors seulement le pivot est placé en dessous.

Il est évident, dit Wasseige, que la plupart des avantages signalés par l'auteur sont nuls ou peu importants.

D'abord, comme forceps ordinaire démontant, il est plus difficile à nettoyer, plus compliqué et d'un prix plus élevé que les forceps ordinaires du même genre.

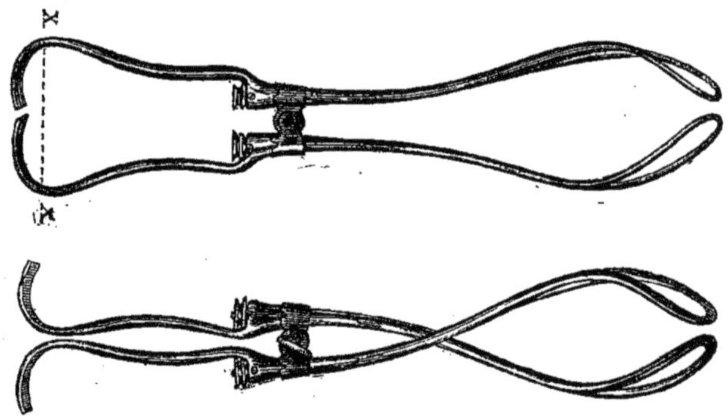

Fig. 39 *bis*. — Forceps de Carof.

Ensuite, quant à l'articulation, il est peut-être un peu plus commode ; mais combien de fois arrive-t-il qu'un accoucheur ne peut pas rendre les branches parallèles ?

Le troisième avantage signalé n'en est pas un : on ne peut appliquer les branches sûrement qu'une à une. Il en est de même du quatrième, qui est commun à tous les forceps.

Quant au cinquième point, les cas où le décroisement est nécessaire sont si rares, qu'il est inutile pour cela de compliquer le forceps ordinaire.

Forceps de Uytterhoven et de Baumers

De tous les forceps asymétriques, celui qui rendrait le plus de services, s'il était applicable, est celui de Uytterhoven (de Bruxelles), qui l'inventa en 1805.

C'est un forceps antéro-postérieur, dont les branches devraient s'appliquer l'une contre le promontoire, l'autre contre la symphyse pubienne. Voici la figure de ce forceps, réinventé en 1849 par Baumers (de Lyon), qui ne connaissait pas la tentative faite à Bruxelles quarante-quatre ans plus tôt.

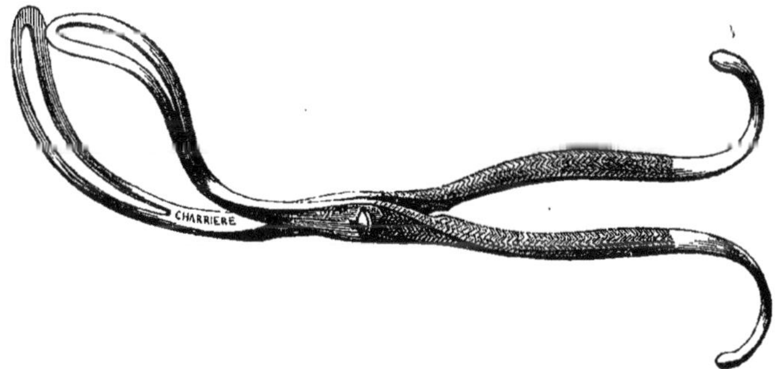

Fig. 40. — Forceps de Uytterhoven et de Baumers.

On ne dit nulle part que quelqu'un ait jamais réussi à placer ce forceps sur le vivant; c'est donc un instrument purement théorique. Nous le donnons ici comme représentant une idée utile, si elle pouvait s'appliquer : la compression de la tête par le forceps, uniquement dans le sens antéro-postérieur et coïncidant avec la compression opérée par le bassin.

CHAPITRE IV

TROISIÈME ESPÈCE

FORCEPS DISPOSÉS POUR FACILITER A LA TÊTE SON ÉVOLUTION

Bien qu'il y ait peu de forceps construits spécialement en vue d'acquérir la liberté des manches pendant la traction, nous croyons devoir en faire une espèce distincte : le *forceps libre.*

Un certain nombre d'accoucheurs se sont ingéniés à donner cette liberté au forceps ordinaire; or, en dehors même de la question de direction des forces, cette seule liberté du forceps modifie complètement son mode de fonctionnement.

Vers 1860, Chassagny (de Lyon) eut l'idée d'appliquer la régularité et la douceur des moyens mécaniques, lents et soutenus comme ceux d'une vis, aux tractions sur le forceps. Mais cette idée le conduisit à étudier sur quel point du forceps il insérerait la force d'extraction. Ayant remarqué que l'extrémité des manches, dans l'évolution du forceps, subissait des déplacements plus considérables que les points plus rapprochés de la tête, il fut insensiblement conduit à chercher sur le forceps le point qui, pendant toute l'extraction, subissait le moins grand déplacement. Il découvrit alors que tout le système pivote, dans tous les déplacements possibles, autour d'un point fictif qui est le centre de l'ovoïde crânien. Il appela ce point *le centre de figure*, et il formula ce principe, un des plus féconds de l'obstétrique moderne : *La force d'extraction, pour ne pas gêner les déplacements utiles du forceps dans tous les sens, doit être insérée sur le forceps, au niveau du centre de figure de la tête.*

Peu de temps après, Joulin, à Paris, faisant des recherches analogues, avait marché dans cette même voie, mais sans atteindre le même degré de perfection mathématique; il s'était borné à passer ses lacs dans les fenêtres des cuillers du forceps.

Chassagny, après avoir compris toute l'importance de fixer l'insertion de la force au niveau du centre de la tête, fit construire son forceps, dans lequel il plaça en travers de chaque cuiller une petite barre transversale perforée d'un trou au milieu, pour le passage d'un cordon de traction.

Mais on ne devait pas tarder à adapter cette traction, sur le centre de figure, aux forceps ordinaires n'ayant pas cette barre transversale. Il suffisait, pour cela, de perforer chaque jumelle de chaque branche, ce qui fait quatre orifices de traction au lieu de deux pour le forceps entier.

Cette disposition est décrite dans un mémoire de Laroyenne, inséré dans le *Lyon médical* du 22 août 1875, avec une figure représentant les quatre orifices et la disposition des rubans, telle que Laroyenne l'a employée depuis dans son service de la Charité de Lyon.

Voici les deux passages importants de l'article de Laroyenne :

« J'ai apporté au forceps une modification en apparence assez insignifiante, mais qui suffit pour réaliser complètement le principe fondamental de l'appareil de Chassagny, principe en vertu duquel la force doit être attachée au centre de figure du corps que l'on veut faire engager et cheminer dans un canal courbe comme celui du bassin. Elle consiste à faire percer les bords antérieur et postérieur de chaque cuiller d'une ouverture correspondant au centre de la tête saisie par le forceps. Celui qui est entre les mains de tous les praticiens peut supporter facilement le forage de ses bords, et il n'est pas nécessaire d'avoir recours à un instrument neuf, considération qui n'est pas à dédaigner si l'on veut faire accepter et répandre rapidement l'usage des tractions par les petits lacs passés dans les nouveaux trous des cuillers, et les substituer à celles de la pratique journalière.

« Chaque branche porte donc, avant son introduction, un cordon distinct, de préférence un ruban de fil résistant qui traverse à l'aise les deux orifices en question de dedans en dehors, c'est-à-dire de la concavité vers la convexité. Le forceps introduit, les chefs de ces rubans, après avoir longé ses faces convexes, sont noués ensemble, et forment une anse en rapport avec la commissure périnéale, en arrière des manches de l'instrument.

« Cette anse est confiée à un aide, ou deux s'il le faut, qui joue le rôle de machine, et dont le choix, conséquemment, est à peu près différent.

Il est assis à terre ou sur un tabouret, et il opère les tractions dans une direction qui lui est indiquée comme favorable à la descente de la tête, et qu'on fait varier suivant sa progression ou la résistance qu'elle rencontre. L'accoucheur, debout, tient à plein poignet les manches du forceps. »

Plus loin, Laroyenne dit encore :

« Les tractions par les lacs constituent toujours la puissance fondamentale, seulement l'accoucheur n'abdique pas, et il passe au besoin d'une expectation attentive à une intervention nécessaire, et jamais par trop laborieuse. Je n'ai pas à discuter ici la direction qui doit être imprimée à ces tractions portées au début aussi en arrière que possible : on peut les faire varier si elles demeurent inefficaces, les exagérer ou même ne les exercer que sur un des lacs si l'on veut, par exemple, tenter d'opérer un mouvement de flexion ou d'extension de la tête, selon qu'elle se présente par le sommet ou par la face.

« Aucun tracteur mécanique jusqu'ici ne pourrait offrir de semblables facilités. Est-ce à dire que je sois hostile à leur principe, et que je méconnaisse même certaine de leur supériorité sur les tractions manuelles qui ne sauraient être ni aussi régulièrement continues, ni aussi uniformément progressives ? Non, évidemment. Mais les inconvénients réellement sérieux, et les dangers éventuels des tractions sur les manches du forceps disparaissent complètement si on leur substitue celles qui sont effectuées simplement par l'intermédiaire des cordons.

« Ainsi, à moins de conditions éminemment défavorables, on n'a plus à redouter, avec l'emploi de cet artifice, la rupture des symphyses, ni les contusions profondes

des parties maternelles, accidents qui résultent souvent des mouvements imprimés à l'extrémité rigide du levier. Ces mouvements sont supprimés par les tractions manuelles sur les cordons qui font descendre la tête fœtale lentement, sans même déterminer le soubresaut qui, autrement, se produit presque toujours à l'instant où le crâne, déprimé par le promontoire, franchit le diamètre conjugué du détroit supérieur. La surveillance et le maintien des branches de l'instrument, n'est-il pas inutile de le rappeler, permettent d'en ralentir la descente avec sûreté, et de prévenir les déchirures qui pourraient se produire dans un dégagement trop rapide. »

Nous avons nous-même publié une brochure, en avril 1875, où nous montrons le forceps tiré par des rubans passés dans deux orifices perforés, sur la jumelle postérieure de chaque fenêtre comme l'indiquent les figures p. 201 et 202. Elle reproduit le tracteur que nous avons présenté à la Société de chirurgie le 7 avril 1875. Cette idée de perforer simplement un forceps quelconque au niveau du centre de figure, au lieu de faire comme Chassagny, construire un forceps spécial avec une barre au milieu de chaque cuiller, cette idée n'appartient ni à Laroyenne ni à nous ; car nous avons retrouvé depuis, page 50 du Traité de Hamon, sur le rétroceps (1873), les lignes suivantes :

« Établissez (comme Chassagny) une traverse au centre des fenêtres; *prenez, si vous le préférez, un point d'appui en ce même lieu, au moyen d'une petite ouverture pratiquée sur l'une et l'autre branche de chacune des cuillers*, et fixez là les liens, au moyen desquels vous effectuez vos tractions. »

Laroyenne vient déjà de nous indiquer une partie des avantages de ce mode de traction, mais Chassagny a insisté sur un autre que nous devons indiquer, bien qu'on n'admette pas toute l'importance que lui donne cet auteur.

Pour lui, l'attache au centre de figure détruit les inconvénients d'une direction vicieuse de la force de traction ; et cela, pourvu que cette direction vicieuse ne s'éloigne pas de plus de 45° de la direction dans laquelle on devrait tirer ; Chassagny [1] s'exprime ainsi :

« Si le bassin peut rectifier de légers écarts de direction, il ne le pourrait plus si l'excentricité de traction était trop considérable, c'est ce que je cherchais à réaliser à mes débuts, j'insérais ma force au-dessus de la tête, je savais très bien alors que je ne tirais pas dans l'axe du bassin ; mais je m'en éloignais beaucoup moins qu'on ne le fait avec des tractions manuelles, et le bassin peut facilement redresser une erreur de direction que je m'efforçai autant que possible d'atténuer. »

Ailleurs il dit : « La ligne dans laquelle je tire ne fait jamais avec la ligne de direction un angle de plus de 45°, ce qui ne constitue qu'une insignifiante excentricité lorsque la force est insérée au centre de la tête. »

On n'admet pas, généralement, que cette erreur de direction soit insignifiante; les efforts faits récemment par nombre d'auteurs pour tirer tout à fait dans l'axe, si c'est possible, montrent que, malgré la grande importance de l'attache au centre de figure même avec elle, il importe encore d'éviter toute erreur dans la direction de la traction.

[1] Chassagny. *Méthode des tractions soutenues*, 1872.

D'accord avec Chassagny, nous lui accordons que le bassin rectifie cette erreur avec d'autant moins d'inconvénient que l'insertion de la force est plus près du centre; mais toute erreur, ne serait-elle que de quelques degrés, ne se rectifie que par des froissements des parties molles comprises entre la tête et le bassin.

Or, dans ce point, il y a l'utérus et le riche réseau lymphatique que contiennent les parois du col. Il y a toujours inconvénient à contondre, même légèrement, les vaisseaux. La rectification se fait par des glissements de tissus humides et lubréfiés, c'est vrai; mais, à notre avis, mieux vaut encore n'utiliser que le moins possible cette rectification par compressions et glissement. Mieux vaut, en un mot, tirer absolument, si on en a le moyen, dans la ligne théorique de direction.

Nous n'avons pas à étudier spécialement la traction mécanique; mais, comme ces appareils complètent jusqu'à un certain point le forceps libre, nous allons faire passer sous les yeux le dessin des principaux instruments proposés pour utiliser les tractions mécaniques. Ces appareils ont été le sujet de la réprobation la plus énergique au début, car on les considérait comme des appareils destinés à appliquer plus de force d'extraction. Pajot dit alors : « Je n'accoucherai jamais des femmes avec des treuils ou des cabestans, c'est là mon dernier mot. »

Au professeur Saint-Cyr, de l'École vétérinaire, qui avait osé, dans son bon livre, dire que l'avenir serait un jour aux tractions mécaniques, Pajot répondit : « Chacun son métier, les vaches seront bien... accouchées. »

Nous espérons, nous, que l'étude des tractions mécaniques sera reprise, en perfectionnant encore les moyens actuels et que ces tractions rendront de grands services en obstétrique humaine.

D'après le professeur Saint-Cyr, les premières tractions mécaniques obstétricales, à l'aide d'appareils spéciaux, auraient été faites sur des animaux par un vétérinaire nommé Baron, et publiées en 1858[1].

En 1860, Chassagny, le premier, et Joulin ensuite publièrent les premiers essais en obstétrique humaine.

Joulin eut le mérite d'appliquer, le premier, l'idée que Bernard (d'Apt) avait émise, en 1855, d'utiliser le dynamomètre en accouchement.

Son dynamomètre (fig. 41) a été jusqu'ici, à peu près le seul moyen de mensuration employé.

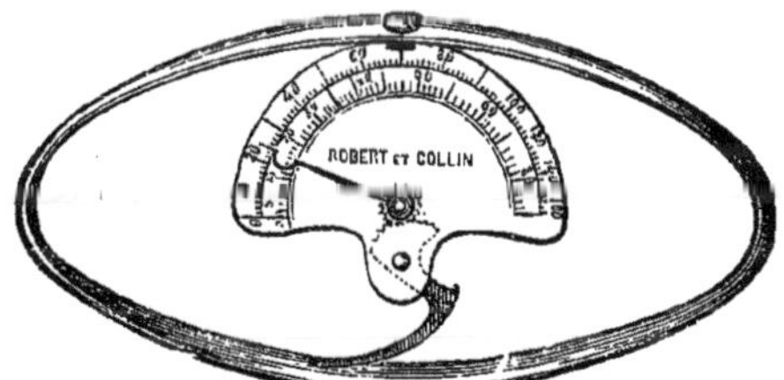

Fig. 41. — Dynamomètre de Joulin.

Mais l'appareil de Joulin, qu'il a nommé aide-forceps, était très défectueux. C'était vraiment un non-sens, selon nous, de mettre au devant du forceps cette barre transversale, qui lui empêchait tout mouvement d'élévation en avant ; elle l'obligeait à descendre en arrière, au grand détriment des parties molles maternelles, qui devaient être distendues anormalement par la partie postérieure de la tête. Les deux premiers cas furent malheureux, et Joulin renonça, sans doute, à l'emploi de son aide-forceps.

[1] F. Saint-Cyr. *Traité d'obstétrique vétérinaire*. Lyon, 1875.

En 1872, Chassagny, dans son livre, défend encore son système d'appui sur les genoux, malgré l'angle de 45°.

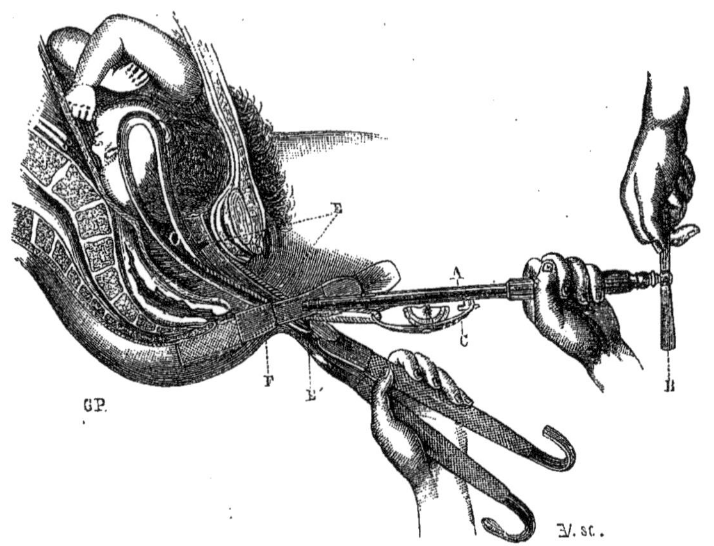

Fig. 42. — Aide-forceps de Joulin

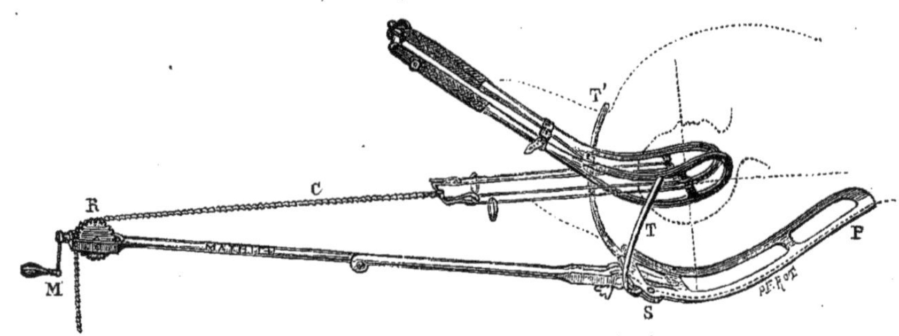

Fig. 43. — Forceps de Chassagny et son tracteur.

Le 6 avril 1875, le professeur Depaul présentait mon tracteur (V. p. 201) à l'Académie. Peu de temps après, Chassagny montra à la Société des Sciences médicales un

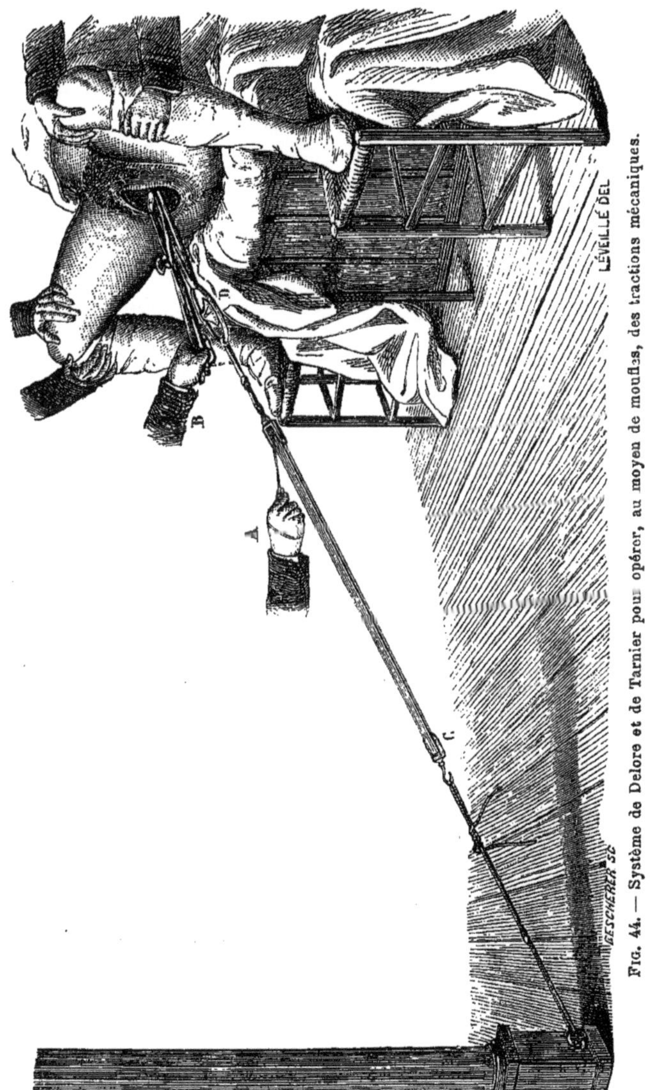

Fig. 44. — Système de Delore et de Tarnier pour opérer, au moyen de moufles, des tractions mécaniques.

appareil à appui périnéal, qui était alors en bois et qu'il a perfectionné en faisant une large plaque périnéale, en métal, sur laquelle il articule un long levier, qu'il mobilise pour fournir, pendant tout le temps que dure l'accouchement, un point d'appui donnant une direction satisfaisante à la traction mécanique.

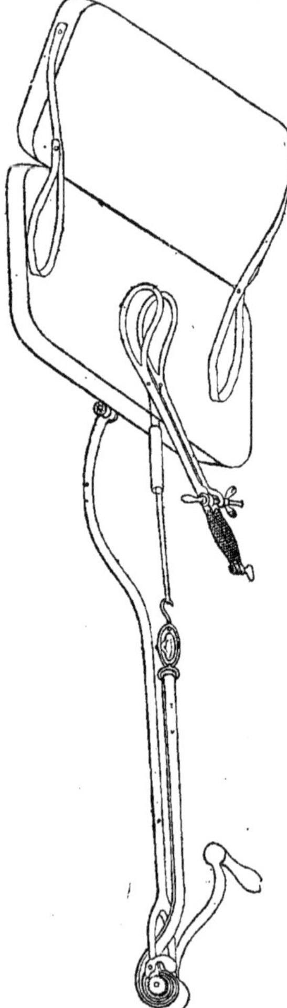

Fig. 45.
Tracteur de Pros (de La Rochelle).

Delore avait fait mettre sur le plancher, assez loin du lit de la malade, une planche portant un piton ; deux ou trois personnes montaient sur cette planche et il y trouvait un point d'appui pour faire des tractions, à l'aide de moufles.

C'est ce moyen que Tarnier employa peu de temps après, sans savoir que Delore l'avait essayé déjà.

Pros (de La Rochelle) a fait construire, en 1874, un tracteur dont le principe est le même que le tracteur actuel de Chassagny, à qui il a, du reste, réclamé la priorité par une lettre (22 mai 1877) dans le *Bulletin de thérapeutique*. Son point d'appui est un cadre de bois et de toile qu'on place sous le siège de la malade; mais l'attache au centre de figure n'est pas réalisée par l'ensemble des appareils à traction de Pros (fig. 45).

Hamon a, lui aussi, fait faire un tracteur qui s'appuie par deux béquilles sur chaque pli cruro-génital.

Tels sont les appareils à tractions mécaniques qui ont été proposés en accouchements.

Au Congrès de Lyon, en 1864, le professeur Berne a rapporté le résultat de seize cas de tractions mécaniques, dont il avait fait une étude consciencieuse dans son service de la Charité (appareil de Chassagny avec appui sur les genoux).

Telles étaient ses conclusions :

« En résumé, avantages sérieux pour la mère, dangers plus grands pour l'enfant, indication de modifier la direction des tractions lorsqu'on opère au détroit supérieur, si l'on veut diminuer l'intensité de la force nécessaire et diminuer les chances de mort pour l'enfant; enfin, nécessité d'adapter toujours, dans les cas difficiles, un dynamomètre à l'appareil, afin d'éviter l'abus d'une force trop grande et d'être averti à temps quand on est arrivé à la limite qu'on ne peut pas dépasser sans danger dans l'emploi des tractions continues et graduées. »

Ces conclusions étaient très judicieuses, le temps lui a déjà donné raison en ce qui concerne la direction des tractions; puisqu'on a définitivement abandonné l'appui sur les genoux. Nous ne citons pas les chiffres de cette statistique, ils ne prouveraient rien, pour la méthode, puisque ces résultats ont été obtenus avec les appareils défectueux du début. Nous en dirons autant de la statistique publiée par Wasseige, en 1876, qui est défavorable à la méthode.

Nous croyons que le professeur belge reviendra, avec des appareils plus parfaits, de son opinion qu'il formulait, du reste, sagement ainsi :

« Dans l'état actuel de nos connaissances et avec les instruments qui sont à notre disposition, les forces mécaniques sont dangereuses ; il vaut mieux, au point de vue maternel et fœtal, n'user que des forces manuelles. »

Le professeur Bouchacourt a jugé que les tractions mécaniques rendront des services dans les cas intermédiaires entre le forceps et la céphalotribe.

Telle est son appréciation :

« Je n'ai pas assez de faits personnels, M. Chassagny n'en a pas publié lui-même un assez grand nombre pour que je puisse ici porter sur son instrument un jugement définitif. Et d'ailleurs avons-nous une bonne statistique de l'emploi du forceps ordinaire, quant à son immunité pour la mère, quant à la préservation du fœtus ? Est-il possible aujourd'hui de réunir et de coordonner, en leur donnant un caractère démonstratif, les éléments de ce problème ? Sans être plus sévère pour M. Chassagny que pour l'école obstétricale moderne, demandons-lui de ne pas conclure trop vite. Je vois, au surplus, un danger à son entraînement, et pour le moins un inconvénient : le danger, c'est d'arriver par une pente insensible, involontairement en quelque sorte, à faire de la céphalotripsie, au lieu d'une application de forceps ; l'inconvénient, c'est le double emploi avec le forceps ordinaire qui va si bien, qui réussit presque toujours, on peut le dire, à amener un enfant vivant sans faire le plus léger mal à la mère, en agissant en temps opportun, assez tard pour bien saisir la tête, assez tôt pour que ni le fœtus ni la mère n'aient souffert, d'une pression trop violente ou prolongée. C'est précisément entre ces deux écueils que j'aimerais à voir naviguer M. Chassagny, et c'est aussi entre le forceps ordinaire classique et le forceps céphalotribe, perfectionné comme il l'a été dans ces derniers temps, que j'aimerais à placer son instrument. J'en préconiserais d'autant plus l'emploi que je suis peu partisan de la céphalotropsie pratiquée sur le vivant. »

En terminant ces considérations, nous répétons que nous n'avons pas eu la prétention de traiter ici l'importante question des tractions mécaniques, nous n'aspirons qu'à donner le désir de reprendre cette étude, sur laquelle on n'a pas encore publié de statistique probante, et dont, à notre avis, on n'a pas retiré tous les avantages qu'elle peut donner.

CHAPITRE V

QUATRIÈME ESPÈCE

FORCEPS CONSTRUITS POUR OBTENIR UNE DIRECTION SATISFAISANTE DES TRACTIONS

A moins de découverte importante et imprévue, il est très probable que ce qui caractérisera les travaux d'obstétrique du dernier quart du dix-neuvième siècle, ce sera l'étude des moyens à employer pour donner une *direction* satisfaisante aux tractions sur le forceps. On peut dire que le mémoire de Tarnier, en 1877, a mis cette question à l'ordre du jour dans toutes les écoles obstétricales du monde ; ce n'est pas seulement un instrument qu'on discute, c'est la méthode de Tarnier, méthode qu'on peut réaliser par des instruments variés.

Pourquoi ce grand retentissement ? Ce mémoire révélait-il des principes nouveaux qu'on allait pouvoir appliquer à notre science, non. Les principes qu'il a utilisés se trouvaient déjà épars dans les œuvres de plusieurs accoucheurs dont l'un, l'illustre Hubert (de Louvain), venait de mourir en 1876.

Dans l'important travail de Tarnier, ce qui a provoqué ce légitime et retentissant mouvement d'opinion, c'est que, sur un même instrument, il a réuni dans la main de l'accoucheur les deux grands principes obstétricaux de Hubert et de Chassagny, et cela, *presque* sans enlever au forceps ordinaire les qualités que l'on était habitué à lui trouver.

Hubert (de Louvain) avait réalisé son principe en fixant une tige rigide au manche du forceps ; Chassagny (de Lyon) avait réalisé le sien par des cordons de soie faisant partie d'un ensemble de moyens assez compliqué ; sans s'attacher à le simplifier, à le vulgariser, il s'était lancé dans d'autres études.

Tarnier a réuni sur sa tige métallique coudée, à poignée mobile, les avantages de la tige fixe de Louvain et ceux des cordons de Lyon.

Ce mariage a été heureux, il a déjà porté des fruits, Lusk[1], Simpson, Breus, Sänger, Vedder, ont fait des forceps analogues pour se rapprocher, d'une façon plus simple, du but à atteindre. Notre travail se termine lui-même par un nouveau moyen qui donne avec une grande simplicité les avantages recherchés.

Nous devons féliciter l'éminent accoucheur de la Maternité de Paris d'avoir accompli cette union des deux principes en la faisant bénéficier de la grande et légitime notoriété que lui ont acquise ses beaux travaux antérieurs.

Si nous avons souligné le mot presque, en parlant des

[1] *Americam journal of obstetric*, april to july, 1880.

qualités ordinaires conservées au forceps, c'est qu'il contient en germe les critiques justes de l'instrument de Tarnier. Comme rien n'est parfait, cet instrument, en 1877, avait des défauts : il en a même encore aujourd'hui.

Avant d'étudier en détail l'instrument de Tarnier, examinons rapidement quels moyens on avait déjà tenté d'employer pour obtenir des tractions mieux dirigées dans l'axe de l'excavation :

Forceps de Hermann

Le premier instrument de ce genre est le forceps que Hermann (de Berne) avait fait construire vers 1840 et qu'il fit décrire dans la thèse de son fils en 1844[1].

Quand nous avons vu ce forceps à Berne, en 1879, l'assistant n'a pas manqué de nous faire remarquer les analogies éloignées, il est vrai, que ce forceps a avec le modèle de 1877 de Tarnier, aucun de nos traités français d'accouchement n'avait signalé le forceps de Berne ; mais Sonntag l'avait signalé et le professeur Bouchacourt en avait parlé en 1864, au Congrès de Lyon :

« Je rappellerai, dit Bouchacourt, la construction du singulier forceps du professeur Hermann père (de Berne) et l'idée qui est venue à plusieurs et que plusieurs ont réalisée d'attacher un lien quelconque à la partie inférieure des fenêtres du forceps ordinaire ou autour de son articulation, ne serait ce pas l'idée mère des tractions indépendantes de l'action des manches ? »

[1] Hermann Th. *Ueber eine neue Geburtzanger zur Extraction des im Beckeneingange stehenden Kindeskopfes*. Mit 5 Taf, Berne, 1844, in-4.

Il est probable que Tarnier ne connaissait pas ce forceps, car il a parlé dans son grand mémoire des tentatives instrumentales de Hubert et de Moralès, et il ne fait pas la moindre allusion à celle de Hermann. Pinard en a donné, en 1878, deux figures dans son article forceps du *Dictionnaire encyclopédique;* M. Soltz est allé trop loin en disant que l'instrument de Tarnier ressemble à celui de Hermann.

Nous croyons que la simple question que se pose Bouchacourt correspond mieux à la réalité des faits.

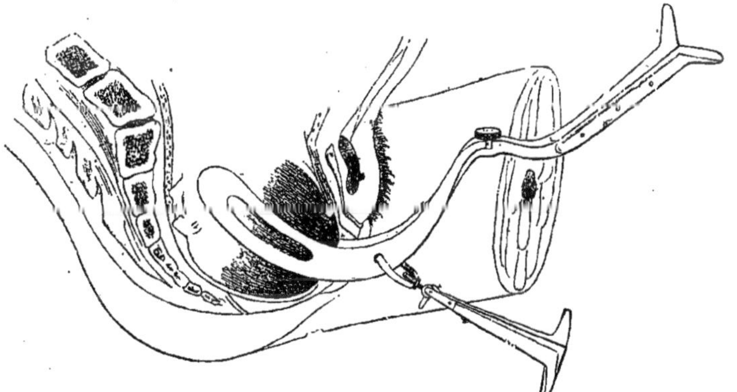

Fig. 46. — Forceps de Hermann.

Voici les quelques mots que nous lui consacrâmes nous-même dans le *Lyon médical* à notre retour de voyage, en 1879 : Le forceps de Hermann, bien que construit un peu grossièrement, semble préluder au perfectionnement apporté depuis par le chirurgien actuel de la Maternité de Paris. Comme le forceps aujourd'hui en vogue, celui de Hermann offre une courbe périnéale et des branches métalliques de traction implantées à des orifices placés presque au même point. Mais ces deux idées avaient dormi pendant quarante ans dans cette vitrine, avant qu'on ait cherché à les faire pénétrer dans la pratique.

Voici, d'ailleurs, la figure de cet instrument dont la construction a été faite en 1840, mais dont la publication n'a été faite qu'en langue allemande, en 1844.

Toutefois, remarquons bien que la tige mobile de ce forceps ne devait pas supporter toutes les tractions, elle devait seulement être tirée en même temps que d'autres tractions devaient être exercées sur le manche. L'instrument, ainsi manœuvré, jouait à peu près le même rôle que la manœuvre de Kruger sur le forceps ordinaire, manœuvre décrite p. 91.

Nous ne faisons que rappeler ici la façon de se servir du forceps ordinaire qui est recommandé par Ossiander, et la manœuvre de Pajot, moyens que nous avons décrits plus haut, et qui permettent, sans aucun engin nouveau, de rapprocher la direction des tractions d'une façon satisfaisante de l'axe de l'excavation à toutes les hauteurs.

Forceps de Hubert

En 1860, le professeur Hubert (de Louvain)[1] publia un travail des plus importants, où il étudie avec une science profonde, avec force démonstrations de géométrie et de mécanique rationelle, les mauvais effets des tractions employées dans la direction vicieuse des manches du forceps. Il montre sur chaque point du bassin une force venant le heurter, se décomposant en deux parties : l'une compri-

[1] *Note sur l'équilibre du forceps et du levier*, par L.-I. Hubert, 1860.

mant perpendiculairement les parties molles maternelles, et l'autre seule utilisée pour le déplacement possible du corps à entraîner ; la première de ces parties de la force, celle qui est transformée en compressions nuisibles, étant

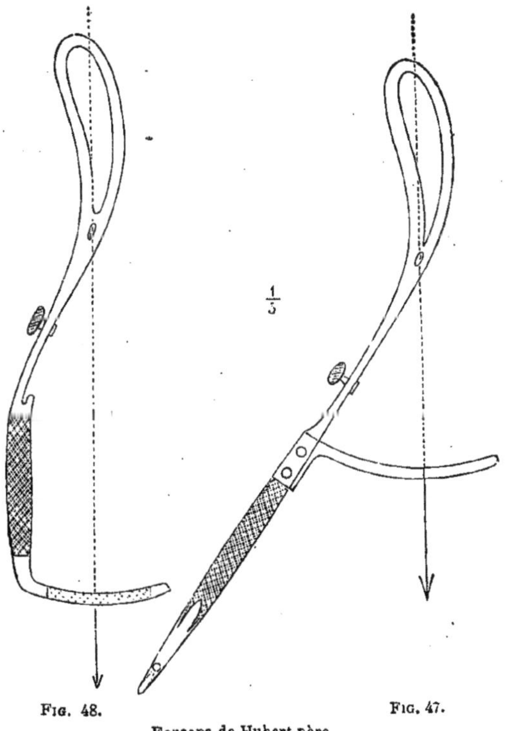

FIG. 48. FIG. 47.

Forceps de Hubert père.

d'autant plus considérable qu'on s'éloigne davantage de l'axe du canal à parcourir. Il y démontre, d'autre part, que, par suite de la construction même du forceps courbe, une traction sur les manches, quelle qu'en soit la direction, ne peut jamais produire un déplacement dans la ligne voulue. La ligne dans laquelle il serait désirable d'entraîner la tête saisie est rigoureusement la ligne droite qui forme l'axe de l'extrémité des cuillers, il faut donc, par quelque moyen artificiel, reporter l'insertion de l'effort sur un point quelconque de cette même ligne (fig. 47). N'ayant point songé à insérer son effort sur un point des cuillers, Hubert fut conduit, par un raisonnement rigoureux, à ajouter au manche du forceps un arc métallique fixe, comme l'indique la figure 47 et à exercer les tractions sur le point de cet arc qui est coupé par la ligne d'axe des cuillers. Il fit aussi construire un forceps spécial dont les manches sont recourbés dans la direction voulue (fig. 48).

Au point de vue unique de la direction, ce moyen est satisfaisant, et il aurait résolu à lui seul la question du forceps, si d'autres considérations de compression, de mobilité, etc , ne venaient pas s'ajouter à celles de la direction dans la manœuvre de cet instrument. Quoi qu'il en soit, Hubert avait doté la science du principe suivant qui est bien son œuvre : *La direction des tractions doit coïncider avec la ligne qui constitue l'axe des cuillers du forceps.*

Forceps de Moralès

Quelques années après, José Moralès présentait à l'Académie de médecine de Belgique un forceps basé sur le principe de Hubert, qu'il réalisait par un autre moyen que celui employé par ce dernier. Ce forceps avait une courbe périnéale des manches reportant ceux-ci sur le trajet de la ligne indiquée pour la traction parfaite.

Ce forceps à courbure perinéale est représenté fig. 49.

Ce moyen, comme celui de Hubert père, avait pour inconvénient de tendre à immobiliser le forceps dans la direction de la ligne primitive de traction, le forceps de Moralès était d'ailleurs peu connu lorsque Tarnier le reproduisit dans son mémoire.

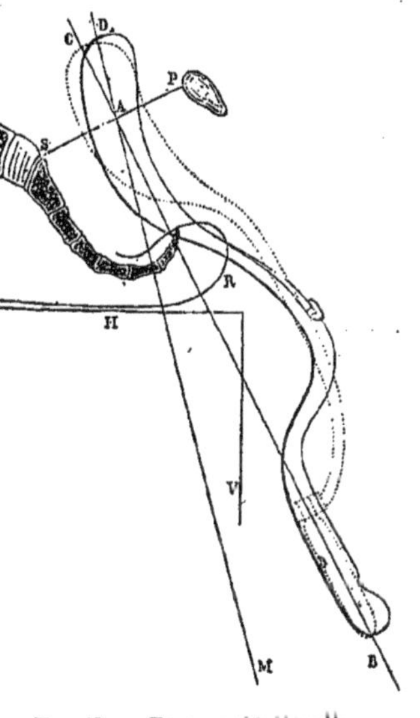

FIG. 49. — Forceps de Moralès.

Forceps de Hubert fils

E. Hubert fils a lui-même, en 1877, inventé un forceps, en s'inspirant des idées de son père, et en cherchant à lui donner des qualités particulières, relativement à la compression, ce n'est pas un forceps croisé, et les cuiller se rapprochent l'une de l'autre par une sorte de charnière. On peut dire qu'il renferme un peu de l'idée qui a inspiré le léniceps de Matteï. Voici, du reste, la description, faite par l'auteur, de cet instrument :

« 1° J'ai conservé au forceps la forme en S que mon père lui a imprimée, parce qu'il est bien prouvé que, pour tirer exactement dans l'axe du détroit abdominal, sans déperdition de force et sans compressions inutiles, cette forme est *indispensable*.

« 2° Les manches ne pouvant *jamais* donner point d'attache à la traction en deçà de l'entablure, je les ai supprimés, à partir de ce point, comme inutiles ou dangereux.

« 3° Admettant comme démontré que les branches parallèles sont préférables aux branches croisées, parce qu'elles s'adaptent mieux à la tête; parce qu'elles doivent moins la comprimer pour la retirer; parce qu'au besoin, agissant par leurs cuillers plus que par leurs mors, elles peuvent la réduire d'une manière plus utile, — à l'exemple de Palfyn, de Matteï et de Chassagny, j'ai renoncé au croisement qui transforme les branches en de véritables tenailles.

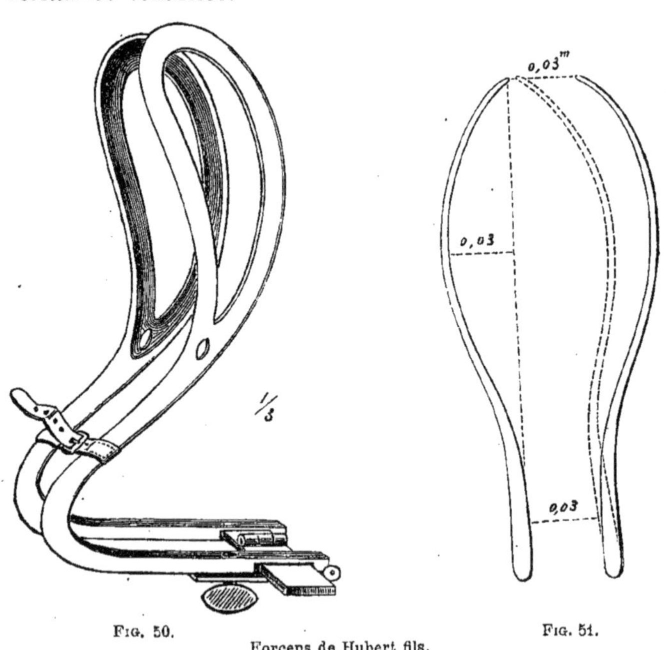

Fig. 50. Fig. 51.
Forceps de Hubert fils.

« Les cuillers de mes branches parallèles forment sur leurs tiges le même angle de 120° ouvert en avant, que l'axe du détroit supérieur forme sur l'axe de l'inférieur : leur courbure pelvienne, identique à celle du bassin, est donc plus correcte que celle du forceps commun (fig. 50).

« Leur courbure céphalique est celle du crâne fœtal auquel elles doivent s'adapter (3 centimètres de profondeur sur 15 de longueur). Lorsqu'elles sont appliquées régulièrement sur une tête ordinaire, les mors, comme les tiges, sont distants de 3 centimètres (fig. 51).

« Immédiatement au-dessous de chaque fenêtre, j'ai fait forer un trou à bords mousses pour le passage de la corde des appareils à traction continue.

« A 10 centimètres des cuillers, les tiges, déjà légèrement incurvées, se recourbent brusquement en arrière, et forment des lames solides, longues de 13 centimètres, et à angle droit sur la direction de l'axe des cuillers.

« *Mode d'articulation.* — La tige de la branche droite présente à son extrémité et à sa face inférieure un clapet analogue à celui du céphalotribe de Baudelocque et une encoche destinée à recevoir la barre transversale, portée par l'autre branche, et qu'un pivot à vis permet de serrer solidement.

« La barre transversale, qui sert de trait d'union, est longue de 7 centimètres, et permet l'articulation à divers degrés d'écartement. Elle est, de plus, brisée par une charnière qui permet aux cuillers de s'incliner l'une vers l'autre. Il en résulte, lorsque les tiges sont articulées, par exemple, à 3 centimètres de distance, qu'au moyen d'un lacs ou d'une courroie agissant sur la partie droite des manches, on peut forcer les becs à se toucher, et réduire à 7 centimètres le plus grand écartement des cuillers qui était de 9 (fig. 51). Cette réduction est l'extrême limite qu'on puisse essayer d'atteindre avec le forceps : au delà on fait de la céphalotripsie.

« Ce mode d'articulation permet donc d'exercer au besoin une force de réduction que l'instrument lui-même empêche d'être portée trop loin. Nous l'avons adopté pour un céphalotribe, en ce moment en construction, et par lequel, au lieu d'écraser la tête de bas en haut, nous cherchons de l'écraser de haut en bas, et à l'empêcher, comme cela arrive si souvent, de s'échapper des cuillers. »

Désirant savoir ce que l'usage de ce forceps a fourni à son auteur, j'obtins de lui la réponse que je transcris ici :

« Je vous avouerai franchement que je n'ai pas encore eu l'occasion de l'employer dans un cas probant, par exemple sur une tête retenue au-dessus d'un rétrécissement de 7 1/2 à 8 1/2 centimètres. Je ne l'ai utilisé jusqu'ici que dans des cas où le forceps ordinaire aurait suffi. L'instrument s'est bien comporté : la traction a été plus correcte, et, par conséquent moins énergique, et il est évident que mères et enfants ont eu moins à souffrir, puisqu'ils n'ont eu à souffrir que l'effort strictement nécessaire, et qu'ils ont échappé aux compressions inutiles provenant de la décomposition de forces mal dirigées. Or, la question du forceps est là presque tout entière.

« Je vais au devant de la seule objection qu'on puisse faire aux forceps recourbés en arrière : ils n'ont toute leur utilité que lorsqu'on peut placer les cuillers dans le diamètre transverse. Cette objection n'en est pas une pour les Allemands qui n'appliquent jamais l'instrument autrement. D'autre part, dans les cas difficiles, précisément ceux où il importe le plus de *bien* tirer, on fait comme on peut, et c'est presque toujours dans le diamètre bis-iliaque que les branches se placent forcément. »

En 1877, eut lieu la publication du grand et retentissant mémoire de Tarnier. Pour bien montrer le mouvement scientifique qui s'accentuait alors, nous devons rappeler que les travaux de Chassagny et Joulin avaient été discutés et avaient éveillé à cette époque l'attention de tous les accoucheurs. Le Congrès de Lyon, en 1864, avait consacré une séance au forceps et les tractions au centre de figure y avaient été discutées par Chassagny, Bouchacourt, Berne, Debauge, Boucaud et Bernard (d'Apt).

Laroyenne avait publié, dans le *Lyon médical* du 22 août 1875, son procédé d'adaptation des rubans au forceps ordinaire. Cette publication avait été répétée avec une figure dans les *Annales de gynécologie* du mois d'octobre 1875.

Laroyenne explique bien qu'il tire ses rubans en arrière, le plus possible, c'est-à-dire autant que le lui permet le périnée.

Nous avions nous-même publié, au mois de mai 1875, la figure (V. p. 202) du tracteur présenté le 6 avril 1875 à l'Académie par Depaul, et par nous-même à la Société de chirurgie, le 7 avril 1875. On peut voir dans cette figure que l'on n'était plus réduit aux tractions de Chassagny sur les genoux. Celles-ci avaient été abandonnées même par Chassagny à ce moment. Il avait déjà établi lui aussi un point d'appui périnéal pour sa traction, lorsque Tarnier publia son mémoire.

A ce moment, disons-nous, à Lyon, nous faisions des tractions se rapprochant de l'axe du détroit supérieur autant que le permettait le périnée ; or, il est vrai que le périnée ne permet pas de porter les rubans tout à fait assez en arrière pour atteindre la ligne réelle de l'axe du détroit supérieur.

Mais l'écart de direction est peu considérable. En 1877, il n'y avait dans nos moyens de traction, au point de vue de la direction, que ce seul écart à corriger, quand Tarnier commença ses recherches instrumentales.

Nous aurons à discuter plus loin si le travail soutenu de ce maître est arrivé à faire mieux que le moyen lyonnais; nous ne craignons pas de dire ici, en passant, que l'instrument actuel de Tarnier, s'il a enlevé à peu près l'erreur de direction dont nous parlons, a compensé ce bénéfice par des inconvénients équivalents.

Le premier mémoire de Tarnier (1877) ne discute les rubans lyonnais qu'en les considérant dirigés sur les genoux; il dit : « Les lacs de M. Chassagny, en allant des cuillers à l'appareil mécanique fixé au devant des genoux de la femme, font avec l'axe du détroit supérieur un angle de 45° ; c'est là un inconvénient grave. » Nous sommes d'autant plus ici de l'avis de Tarnier que, depuis deux ans, nous l'avions corrigé, Laroyenne, par ses tractions manuelles mieux dirigées, et nous par les tractions mécaniques faites dans une direction presque satisfaisante, comme l'indique notre gravure p. 202.

Telles étaient les tentatives instrumentales qui avaient

cherché à concilier la *liberté du forceps* et la *direction satisfaisante des tractions*, lorsque Tarnier commença les travaux qui ont rendu le grand service de donner à cette question l'intérêt palpitant qu'elle a aujourd'hui.

Forceps de TARNIER

Le modèle de forceps que Tarnier préconise dans son mémoire de 1877 n'a plus guère qu'un intérêt historique, ayant depuis subi une véritable transformation. La figure 52 nous dispense d'une plus ample description. Il avait alors une courbe périnéale de tout l'instrument; sa poignée de bois n'était pas mobile autour de l'axe longitudinal des cuillers.

Les cuillers elles-mêmes avaient des dimensions moindres et une courbure brusque spéciale. Il avait aussi ce que Tarnier appelle l'aiguille indicatrice de la bonne direction des tractions.

Il appartenait au professeur Pajot de se constituer le défenseur de l'instrument traditionnel classique, et de faire du nouveau venu une critique un peu exagérée; ne faut-il pas viser plus haut que le but? Voici sa critique telle qu'il la formula alors :

Pajot déclare l'instrument de Tarnier :

« 1° Un instrument plus compliqué (il suffit de le voir), privé de toute action de levier, action d'une efficacité supérieure à la traction directe; instrument moins commode à manier et à introduire, suffisant, une fois placé, pour les cas où tous les forceps réussissent;

« 2° Un instrument ayant encore ses preuves à faire

quant *à la direction, pour le cas où la tête est mobile au-dessus du détroit*, et n'obéit pas à des tractions énergiques;

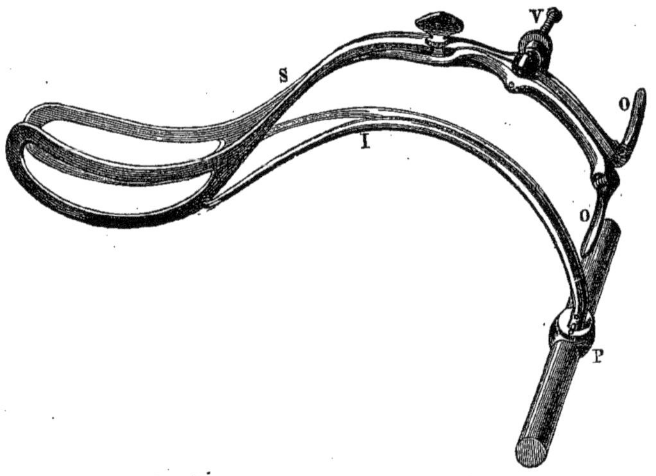

FIG. 52. — Forceps Tarnier, ancien modèle.

« 3° Un instrument muni d'une aiguille destinée à diriger l'accoucheur, *aiguille agissant* quand l'*opérateur s'est déjà guidé tout seul*, et impuissante à lui indiquer la route, quand il commence à tirer avec force sans parvenir à engager la tête, c'est-à-dire, *dans les cas difficiles* aiguille inutile d'ailleurs avec les connaissances supposées chez tout praticien;

« 4° Cuillers construites contre toutes les règles, excellentes pour les cas où l'on accouche avec des pincettes, mais défectueuses pour les autres, par leur petitesse, par leur fenêtre obstruée en partie, et l'angle inférieur moins aigu. Hérésie contre la théorie du coin, au grand dommage de la vulve et du périnée;

« 5° Des manches disposés en palonnier; invitation à

abuser de la force directe, par machines ou moteurs animés.

« 6° Comme compensation, possibilité *de tractions directes dans l'axe, par à peu près,* le bassin étant toujours le véritable redresseur des écarts de traction; avantage superflu *90 fois sur 100*, à démontrer pour les dix autres.

En regard de l'instrument ainsi apprécié, Pajot fait ainsi l'éloge du forceps classique :

« 1° Un instrument commode, simple, facile à introduire, à diriger, à manier, ayant deux branches au lieu de quatre, sans vis, sans loquet, instrument comptant des succès innombrables; tour à tour selon les besoins, *préhenseur* énergique *tracteur*, *levier*, *dilatateur*, *compresseur proportionnel* à la traction, par cela même, moins sujet au glissement dans les cas difficiles, et, quand il lâche prise, avertissant au début l'opérateur.

2° Un instrument laissant toute liberté à la tête *entre* les tractions, et plus de liberté que l'instrument de Tarnier *pendant* les tractions; le crâne ne subissant jamais un allongement antéro-postérieur, qui dépasse la nécessité d'une préhension solide;

3° L'autorité des grands maîtres de l'art considérant le principe même du forceps de Tarnier comme superflu.

Ces critiques ont été en partie écoutées, et l'instrument s'est peu à peu transformé, le forceps lui-même a perdu la courbe périnéale pour reprendre la forme ordinaire du forceps de Levret.

Description de l'instrument actuel. — Le modèle actuel du forceps de Tarnier qui a été présenté au Congrès de Londres de 1881, a 42 centimètres de longueur; lorsqu'il est placé à plat sur un plan horizontal, l'extrémité des cuillers fait une saillie de 8 centimètres au-dessus du plan. Les cuillers et les courbures sont exactement celles du forceps ordinaire, avec cette seule différence que la fenêtre est un peu moins longue. La distance mesurée de l'extrémité des cuillers au pivot est de 27 centimètres; celle de l'extrémité des cuillers à l'extrémité des tiges de traction est de 25 centimètres. L'écartement de l'extrémité des cuillers est de 2 centimètres quand l'instrument est articulé. Le sinus, au point d'écartement le plus large des cuillers, est de 7 centimètres, comme dans le forceps classique.

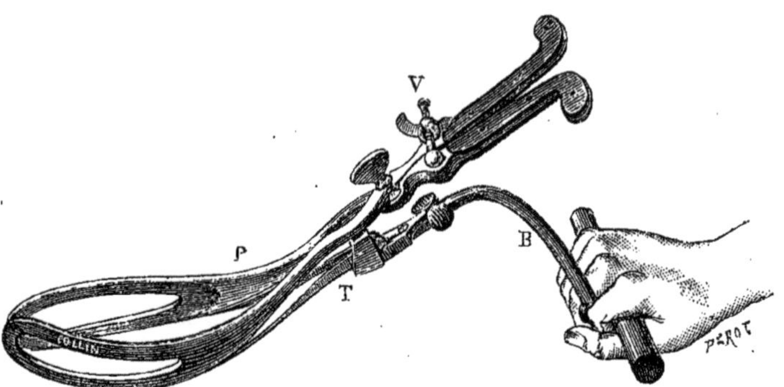

Fig. 53. — Forceps Tarnier tenu pour la traction.

La poignée mobile s'articule avec les tiges de traction à l'aide d'un verrou. Les manches de préhension sont recouverts de plaques de corne, les tiges de traction sont fixées aux branches de préhension par une articulation mobile, et faisant ressort latéralement, viennent butter contre une petite goupille qui les maintient; elles font corps avec la branche de préhension correspondante, dont l'accoucheur les sépare à volonté.

Le maniement est le même que celui du forceps ordinaire, il n'en diffère que par les points suivants : Une

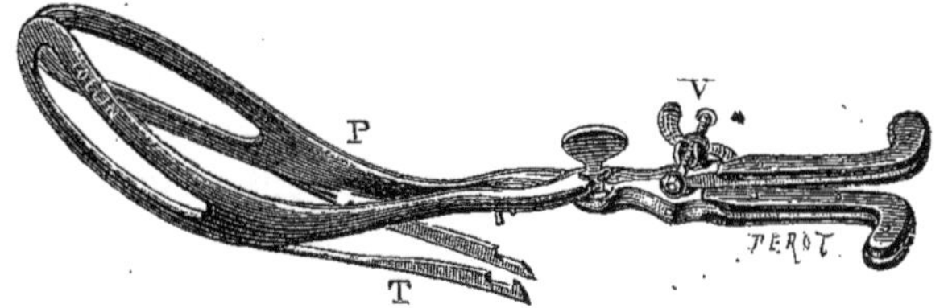

Fig. 54. — Forceps Tarnier sans la poignée.

fois les branches introduites et articulées, on assure la saisie de la tête à l'aide d'une vis qui va d'une branche de préhension à l'autre. On dégage avec le doigt les branches de traction, en les faisant passer par-dessus la goupille. On les assujettit dans la poignée à l'aide du verrou. On tire ensuite sur la poignée transversale, en tenant les branches de traction toujours à 1 centimètre des branches de préhension qui servent d'aiguille indicatrice, et au moment où la tête va franchir la vulve, on saisit l'instrument à pleine main, mais près des cuillers (à la fois branches de traction et de préhension), pour empêcher la sortie trop brusque de la tête.

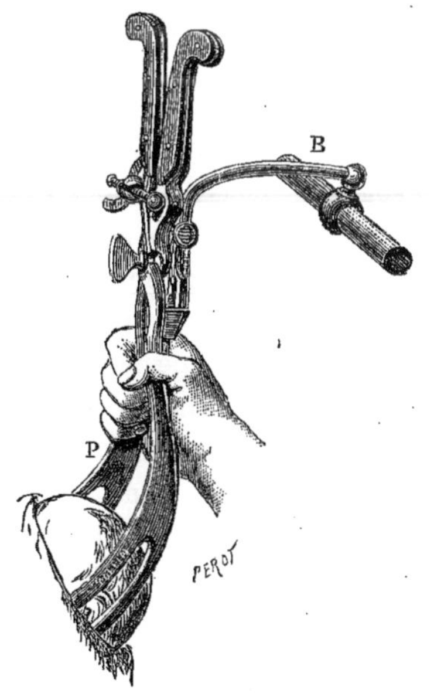

Fig. 55. — Forceps Tarnier tenu pour le dégagement.

Voici les raisons qui ont conduit Tarnier à renoncer à la courbure perinéale de son premier modèle, telles qu'il les expose lui-même :

« 1° Avec mon forceps à courbure périnéale, pour que les cuillers s'appliquent régulièrement sur la tête, il faut que les manches de l'instrument soient dirigés presque directement en bas, ce qui constitue une petite difficulté opératoire que ne savent pas vaincre la plupart des médecins qui, en appliquant ce forceps, donnent aux manches de l'instrument la direction qu'ils sont habitués à donner à ceux du forceps ordinaire; il en résulte que mon forceps à courbure périnéale se trouve mal appliqué, que ses cuillers basculent trop en arrière, que la tête est mal saisie, et que le forceps glisse.

« 2° En France, dans toutes les positions obliques du sommet, nous trouvons grand avantage à appliquer le forceps sur les deux bosses pariétales, et, par conséquent, la courbure pelvienne de l'instrument n'est plus dirigée d'avant en arrière par rapport au bassin, mais obliquement comme la tête elle-même. Quand mon forceps est ainsi appliqué, la partie convexe engendrée par la courbure périnéale des branches de préhension forme une saillie qui vient heurter l'une des branches ischio-pubiennes, et qui fait dévier le manche de l'instrument du côté opposé, de telle sorte que les tractions faites sur le forceps ne sont plus dirigées suivant le plan médian du corps. Ainsi, par exemple, dans une position OIGA, la partie convexe de mon forceps vient appuyer contre la branche ischio-pubienne gauche, ou plutôt contre les parties molles qui la recouvrent, et le manche de l'instrument se trouve dévié vers la cuisse droite, de sorte que les tractions faites sur la poignée transversale du *tracteur* ne sont plus dirigées suivant le plan médian du corps.

« Actuellement la courbure de mon forceps est reportée sur la tige du *tracteur* mobile que j'ai allongée dans la portion descendante qui va s'attacher à la poignée transversale, et, grâce à cet allongement, les tractions peuvent toujours être faites suivant l'axe du bassin, comme avec mes modèles précédents. »

Tarnier expose ainsi quelques avantages de son instrument :

« Avec un forceps à courbure ordinaire, voici ce qui arrive toutes les fois que l'on veut faire un application oblique; en raison même de la courbure de l'instrument, si on laisse les manches du forceps sur le plan médian du corps, les cuillers sont forcément inclinées vers l'un des côtés du bassin (V. fig. 56, p. 152) et la tête est mal saisie, ce qui constitue toujours un inconvénient, surtout quand il s'agit d'une position occipito-iliaque gauche postérieure, ou occipito-iliaque-droite postérieure. Ainsi, dans ce dernier cas, si les cuillers sont en rapport avec les deux côtés de la tête, leur extrémité est fortement dirigée vers la moitié gauche du bassin qu'elle menace, et vers le front du fœtus qu'elle déborde quelquefois. Quand on tire sur le foreps ainsi appliqué, on agit plus sur le front que sur l'occiput, par conséquent, on tend à défléchir la tête, et l'opération devient laborieuse.

« Dans une application oblique, quand on veut que les cuillers soient régulièrement appliquées par rapport au bassin et à la tête fœtale, il faut de toute nécessité que les manches du forceps ne restent pas dans le plan médian du corps, et soient portées vers la cuisse gauche si les cuillers sont aux deux extrémités du diamètre oblique droit de l'excavation pelvienne ; vers la cuisse droite, si les deux cuillers sont aux deux extrémités du diamètre oblique gauche.

« Mais les tractions faites sur les manches du forceps ainsi déviés ont une direction très défectueuse si l'on se sert du forceps ordinaire, tandis que si l'on emploie mon forceps, la poignée mobile a une courbure telle que les tractions sont précisément faites dans le plan médian du corps. C'est là un point que je n'avais pas encore signalé. Cet avantage n'est cependant pas tout à fait satisfaisant, parce que si la traction est ramenée dans le plan médian du corps, elle n'est plus ramenée dans la direction de l'axe du bassin. J'ai cherché à obtenir ce dernier résultat, et je crois que j'y suis parvenu, au moyen d'une poignée mobile que l'opérateur pourra incliner comme il le voudra.

« Voici, en effet, une poignée mobile qui présente les modifications dont je viens de parler ; mais c'est là un premier modèle que je voudrais rendre plus simple, ce qui, je l'espère, ne sera pas très difficile à réaliser, si j'en juge par quelques essais en voie d'exécution.

« *Rotation.* — J'ai dit que mon forceps laissait à la tête fœtale la liberté de tourner autour de l'axe fictif du bassin, mais quand la rotation ne ramène pas spontanément l'occiput en avant, comment faut-il faire pour produire artificiellement cette rotation ?

« Si l'on fait pivoter les manches du forceps autour d'un axe qui les traverserait dans toute sa longueur, ainsi qu'on le fait malheureusement trop souvent, l'opération est impossible, difficile ou dangereuse, parce que les cuillers tendent à décrire un cône dont la base répond à leur extrémité. Pour produire correctement la rotation artificielle de la tête il faut que le manche du forceps décrive au dehors un arc de cercle afin que les cuillers puissent pivoter dans le bassin autour de l'axe fictif qui le traverse. »

AVANTAGES ET INCONVÉNIENTS

Si la méthode de traction de Tarnier na pas été changée, l'instrument actuel diffère de celui de 1877, si énergiquement critiqué par Pajot. L'instrument actuel n'a pas conservé la courbe périnéale du forceps lui-même, celle-ci n'existe plus que là où elle est utile, sur les branches de traction.

Il n'a plus la forme spéciale des cuillers, il n'a plus le même mode d'articulation de la poignée.

Il lui reste bien entendu le principe de Hubert : traction suivant la ligne d'axe des cuillers ; le principe de Chassagny : insertion de la force de traction au centre de figure (ou du moins près du centre). Il lui reste aussi, comme appartenant bien à M. Tarnier, son moyen de réalisation par une tige métallique coudée articulée au forceps et portant une poignée mobile, en deux sens, ce qui permet les rotations de la tête.

Il lui reste aussi l'aiguille indicatrice, le mot appartient en propre à M. Tarnier, car, avec les cordons de Chassagny et les rubans de Laroyenne, on avait le résultat mais on ne l'utilisait pas de cette façon, ou plutôt on ne l'avait pas baptisée de ce nom à effet.

Enfin il lui reste encore quelque chose du modèle

de 1877, c'est la vis de pression ; celle-ci aurait des inconvénients si on ne savait s'en servir comme il est dit p. 159.

En présentant ce forceps, au congrès de Londres en 1881, Tarnier a lui-même reporté à Hubert et à Chassagny la gloire d'avoir chacun doté la science d'une idée fondamentale, utilisée par le nouveau forceps. Il a ajouté :

« Je suis heureux de proclamer ici, en plein Congrès international, le grand mérite qui s'attache à leurs travaux. »

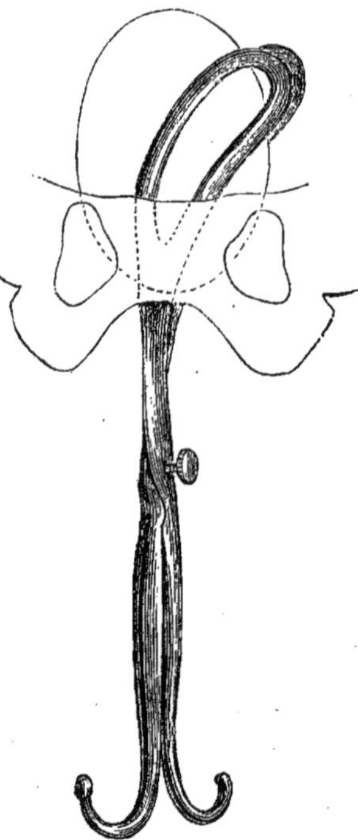

Fig. 56. — Application oblique, prise défectueuse.

Un point qui n'avait pas encore été signalé avant ce Congrès, c'est l'avantage que le forceps Tarnier a sur le forceps classique dans les applications obliques.

La figure 56, de Tarnier montre la disposition vicieuse que prendraient les cuillers sur la tête fœtale au détroit supérieur, si on plaçait les manches du forceps ordinaire dans le plan médian de la femme, lorsqu'on fait une application oblique. Dans ce cas, pour que la prise soit régulière, il faut, au contraire, incliner fortement à gauche les manches de l'instrument ;

mais alors les tractions directes sur ces manches deviennent très vicieuses.

Si, au lieu du forceps ordinaire, on agit avec le forceps de Tarnier, comme le montre la figure 57, on voit les manches fortement déviés à gauche, mais la poignée de traction ramenée dans le plan médian ; la traction bénéficie de cette rectification favorable.

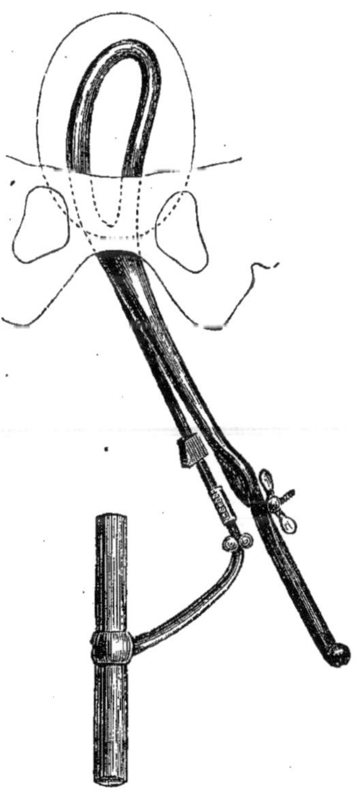

Fig. 57. — Application oblique, prise satisfaisante.

Toutefois, il en résulte une autre erreur de direction moins grave, il est vrai, mais enfin il faut la signaler. La courbe de la poignée est ici utilisée pour ramener la traction dans le plan médian, ce qui est bien, mais, par cela même, cette poignée ne peut se porter en arrière au point voulu, de sorte que l'on s'écarte un peu de l'axe du détroit supérieur.

Tarnier propose de corriger ce défaut par une articulation de plus à ajouter vers le coude de sa poignée, mais ce moyen n'a pas encore été employé, et on ne peut pas savoir s'il corrigera complètement le défaut signalé.

Depuis quelques années, ce forceps a été discuté, approuvé, critiqué, le nombre est grand des auteurs qui ont cru devoir donner leur avis sur cet instrument[1].

Pour montrer le chemin parcouru par l'instrument de Tarnier dans la faveur générale, par suite de ses divers perfectionnements, il suffit de comparer les appréciations données en 1877, et celles publiées en 1881. Prenons Wasseige, par exemple, qui, après avoir étudié

[1] Principaux auteurs qui ont donné de cet instrument une appréciation critique :

Pajot. *Annales de Gynécologie*, mars et mai 1877.
Stoltz. *Archives de Tocologie*, juin 1877.
Société obstétricale de Londres. Discussion, 1877.
Lombe Atthill. *British medical Journal*, 7 july 1877.
Fochier. *Lyon médical*, 1877.
Chassagny. *Nouveau forceps Tarnier et traction soutenue*, 1877.
Fordyce Barker. *American Journal of obstetrics*, january 1878.
P. Budin. Les dernières expériences sur la compression cérébrale, etc. *Progrès médical*, 1878, p. 198.
Wedder. *Medical Record*, 23 mars 1878.
Reid. *Glasgow Medical Journal*, june 1878.
Aveling. *Obstetrical Society of London*, séance du 5 juin 1878.
Morgan. *British medical Journal*, 29 juin 1878.
Nordau. *Pester medicin. Zeits.*, 1878.
Wasseige. *Bulletin de la Société de chirurgie de Paris*, séance du 23 avril 1879. *Annales de Gynécologie*, Paris, juillet 1881.
Polaillon. *Idem.*, séance du 23 avril 1879.
Robert Bell. *Edinburgh Medical Journal*, april 1879.
Charles Bell. *Obstetrical Journal*, mai 1879.
Kucher. *Wiener Medicinische Presse*, 1879. N° 26.
W. Lusk. *American Journal of Obstetrics*, 1880, april and july.
A.-R. Simpson. *Edinburgh Medical Journal*, octobre 1880.
A. Pinard. Article Forceps, in *Dictionnaire encyclopédique des sciences médicales*. Paris.
Gustav Braun. *Wiener Medic. Wochenschrift*, 1880, nos 24 et 25.
Carl Braun. *Lehrbuch der Gesammten Gynækologie*, 1880.
E. Fasola. *Indispendense*, 15 octobre 1880.
A. Reith. *Edinburgh medical Journal*, february 1881.
J.-G. Lyon. *British medical Journal*, 19 march 1881.
Thornburn. *British medical Journal*, 25 juin 1881.
Sänger. *Archiv für Gynækologie*, XVIII Bd, 3 Heft, 1881.
C. Breus. *Archiv für Gynækologie*, XX Bd, 2 Heft, 1882.
A. Paschetto. *Due parole sul forcipe*. Milano, 1882.

pratiquement et condamné le forceps de 1877, a publié, en 1881, une brochure où il approuve pleinement le dernier modèle. Le professeur belge cite un cas instructif :

« Dans un cas, dit-il, au lieu de voir le forceps tourner de droite à gauche comme nous nous y attendions, croyant avoir affaire à une droite postérieure, nous remarquons que les branches de préhension se relèvent vers les pubis. Nous portons le doigt sur la tête qui est à la vulve et nous constatons que l'occiput est en avant.

« Le forceps nous avait donc indiqué à la fois notre erreur et la direction exacte qu'il fallait donner à nos tractions; en d'autres termes, l'idéal recherché par le professeur de Paris était cette fois atteint. Tirer d'une façon inconsciente sur un instrument qui agit toujours dans la direction voulue. »

On verra, p. 219, que cet idéal a été moins bien atteint que le croyait alors l'auteur ci-dessus.

Wasseige, en définitive, donne ainsi son approbation au nouveau forceps :

« Le forceps Tarnier actuel peut rendre de grands services; il est aussi facile à appliquer que le forceps ordinaire, il permet à l'opérateur de tirer parfaitement suivant les axes; il diminue les pressions nuisibles, en permettant à la tête d'évoluer en tous sens. En résumé, c'est aujourd'hui le meilleur forceps que nous connaissions (juillet 1881). »

Au Congrès de Londres (août 1881) deux membres seulement firent des réserves sur la valeur de cet instrument: Atthil (de Dublin) et Stephenson (d'Aberdeen).

Duncan, au contraire, s'en déclara partisan, tout en

demandant que la pratique vienne confirmer les vues théoriques qu'il croit très justes.

Barnes prit la parole pour donner son adhésion ; il considère les principes sur lesquels est construit l'instrument comme inattaquables, « c'est, dit-il, un forceps supérieur à tous ceux dont on a usé jusqu'à présent. »

Charpentier, dans son récent traité, s'en déclare aussi partisan, mais pas dans toutes les situations de la tête. Il s'exprime ainsi :

« Le dernier forceps de Tarnier est devenu un excellent forceps, car, aux progrès réalisés par l'ancien forceps, il ajoute, selon nous, deux avantages réels, *dans l'excavation tout au moins*. L'aiguille indicatrice, en montrant le sens dans lequel doivent être dirigées les tractions, rend un véritable service, et les tractions exercées avec le nouveau forceps exigent incontestablement, de la part de l'accoucheur, un déploiement de forces moins considérable qu'avec le forceps classique. *Il n'en est plus de même au détroit supérieur*, car, la courbure périnéale n'existant plus dans le dernier modèle, les difficultés de reporter le forceps suffisamment en arrière existent avec le forceps de Tarnier comme avec le forceps classique, et la force à déployer reste identiquement la même dans les deux cas. »

Nous croyons que Charpentier est dans le vrai, en trouvant bon le forceps de Tarnier quand la tête est dans l'excavation, mais nous ne nous expliquons pas bien pourquoi il trouve que l'absence de courbure périnéale empêche de porter la traction dans l'axe du détroit supérieur ; les manches du forceps, en effet, restent éloignés de cette ligne, mais la poignée y est placée, et c'est la seule chose utile pour la direction de la force.

Aussi ne partageons-nous pas l'avis de Charpentier quand il dit plus loin : « Quand la tête est peu engagée au détroit supérieur, ou qu'elle se trouve tout entière au-dessus de ce détroit, nous préférons le forceps classique. »

Le cas qu'il cite à l'appui de cette préférence n'est pas concluant selon nous, et nous croyons, au contraire, que c'est dans cette situation élevée de la tête que le forceps Tarnier rend les plus grands services.

Toutefois, nous ne croyons pas que, dans ce cas, il atteigne la perfection instrumentale; nous discuterons nous-même les imperfections qu'il présente, tant au point de vue de la liberté laissée au forceps qu'à celui de la direction elle-même des tractions.

Mais, pour ne pas faire double emploi, nous reportons cette discussion dans notre seconde partie, on la trouvera p. 218, près du moyen que nous avons osé conseiller pour obvier à ces imperfections.

Un léger inconvénient du forceps Tarnier, c'est la nécessité d'une compression continue pour maintenir la prise. Cette compression est faite avec une vis qui reproduit ce que les anciens faisaient en mettant une ligature au bas du forceps; les manches des forceps anglais portent même un sillon spécial pour recevoir le lien dont nous parlons.

Voici comment s'exprime Barnes sur cette constriction permanente :

« L'objection qu'on a faite à la ligature est celle-ci : une pression continue est contraire aux lois de la nature qui n'agit que par intervalles, laissant un temps de repos qui a pour but, croit-on, de permettre au cerveau de s'accommoder à la compression et à la circulation de s'y rétablir. De là, la loi d'imiter cette action intermittente dans toutes nos opérations, et de laisser des temps d'arrêt, de réserver nos efforts pour le moment où ils pourront aider les efforts expulsifs naturels. L'argument est bon au double point de vue de la logique et de la physiologie, et il ne faut pas le négliger. Il y a cependant des exemples qui prouvent que le moulage de la tête peut être obtenu rapidement et sans danger pour l'enfant, au moyen d'une pression continue. Quelques praticiens ont donc repris l'ancienne pratique; le docteur Gayton a ajouté aux manches du forceps un crochet qui remplace avantageusement la ligature. Quel que soit l'arrêt qu'on adopte, il faut qu'il puisse être levé instantanément pour que les branches puissent être retirées sans perte de temps. Delore, qui a fait des expériences avec le dynamomètre, en conclut qu'une forte compression, exercée soit par le forceps, soit par les organes maternels, peut être sans danger, pourvu qu'elle porte sur une large surface; c'est une pression sur un point limité, et exercée par un objet anguleux, qui est dangereuse. Il a aussi démontré que *la compression est proportionnelle à la traction;* la compression est à peu près la moitié de la traction. Ainsi 50 livres de traction accusent 25 livres de compression. Épargner la traction, c'est donc épargner la compression. »

Bien que la vis de pression du forceps Tarnier soit, par beaucoup d'auteurs, considérée comme une chose fâcheuse, il ne faut pas exagérer l'inconvénient de cette vis ; elle ne fait pas de compression par elle-même, si on a soin de ne pas s'en servir pour serrer, mais seulement pour maintenir le degré de compression ou plutôt d'adaptation qu'on vient d'établir préalablement par une pression avec les mains, pression qu'on a sentie et appréciée par le sens musculaire ; la vis d'est plus alors une vices de pression, mais plutôt de *fixation*, car elle ne comprime pas, elle empêche seulement l'ouverture des cuillers.

Ensuite, pendant qu'on tire, la compression augmente, c'est certain ; mais cette augmentation n'est pas définitive, elle disparaît en partie quand cesse la traction.

Enfin toute compression cesse si, pendant les intervalles de traction, on desserre la vis ; ce qu'il faut faire de temps en temps.

On pourrait même dire que cette vis a quelques avantages auxquels il est bon de songer :

On a vu des praticiens, pour ménager mieux la tête, arriver à tirer, sans la serrer convenablement avec un forceps croisé : alors le forceps glisse de plus en plus sur elle, et arrive même parfois à déraper tout à fait. Avant d'en arriver là, la tête, en s'engageant de plus en plus entre l'extrémité des cuillers du forceps, entr'ouvre assez largement l'instrument ; la distension que la partie convexe de l'instrument impose aux tissus maternels peut aller jusqu'à des déchirures du col ou du vagin.

Delore a constaté que lorsqu'un forceps dérape sur une tête de moyenne grosseur la partie saillante des cuillers peut atteindre jusqu'à 14 centimètre de diamètre ; si le forceps est alors dans l'excavation pelvienne, le bassin ne permet pas cet écartement, mais les tissus maternels sont comprimés sur les os ; si le forceps a franchi le détroit inférieur, le vagin et le périnée peuvent éclater sous l'effort de distension.

Ces accidents n'arrivent jamais, il est vrai, à l'accoucheur attentif qui tient son forceps avec les mains et suit cette recommandation de Delore :

« En faisant les tractions, il faut surveiller constamment les rapports de l'instrument et de la tête. Si l'instrument descend et que la tête reste immobile, c'est un indice qu'il faut serrer davantage ; mais, grâce à une attention soutenue, on ne dépasse pas, avec les mains, la constriction nécessaire pour une bonne prise. »

Quoi qu'il en soit, la vis elle-même, empêchant les écartements considérables des cuillers, aurait empêché certaines déchirures des parties maternelles, arrivées entre les mains de certains praticiens peu attentifs, si vous voulez les appeler ainsi.

En résumé, si la vis de *fixation* a quelque léger inconvénient dans le forceps Tarnier, aussi bien que dans tous ceux à tractions mécaniques, nous croyons ce léger inconvénient compensé et au delà par de très réels avantages. Il faut mettre en parallèle cet inconvénient avec les bénéfices qu'on obtient par l'ensemble de toute l'instrumentation, qui aboutit à des tractions biens dirigées et convenablement interrompues.

Forceps de Mathieu

MM. Mathieu ont fait un modèle de forceps à aiguille qui est tiré par un manche s'articulant près des crochets et portant lui-même l'aiguille indicatrice de la bonne direction. Ce forceps présente la courbe périnéale. Le point d'insertion de la traction n'a pas été jugé être heureux.

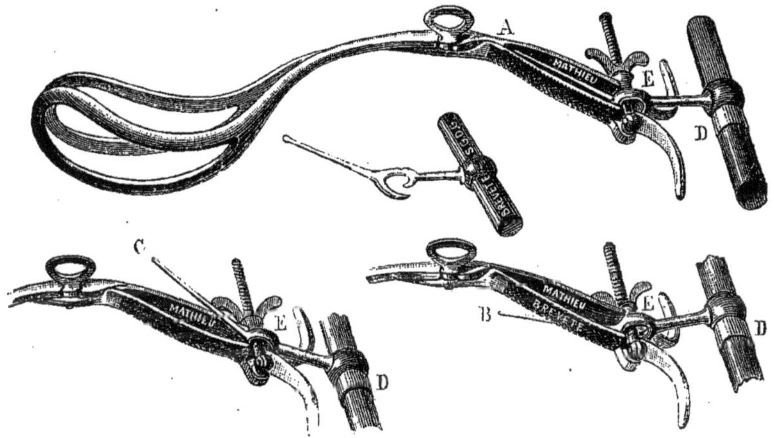

Fig. 58. — Forceps à aiguilles de Mathieu.

On a renoncé à peu près à employer cet instrument. On l'utilise encore quelquefois uniquement à cause de sa courbe périnéale.

Forceps de Simpson avec axis-traction

Le 21 juillet 1880, le professeur Alex. Russel Simpson présentait à la Société obstétricale d'Edimbourg un forceps qui est une imitation du forceps de Tarnier ; il y a seulement cette différence, que le fond de l'instrument n'est que le forceps de James Simpson, habituellement employé en Angleterre ; le neveu de l'illustre accoucheur y a simplement ajouté des branches de traction pour lui donner les avantages de la méthode de Tarnier. Une légère différence existe encore :

Se rappelant que le forceps ne doit être que le moins possible un instrument de compression de la tête, il a rapproché, près du croisement des branches, la vis destinée à fixer les branches réunies pour assurer la prise sur la tête.

Il recommande de serrer les manches avec les mains, pour s'assurer d'un degré de compression suffisant et convenable, et de ne se servir qu'ensuite de cette vis pour maintenir cette compression manuellement établie.

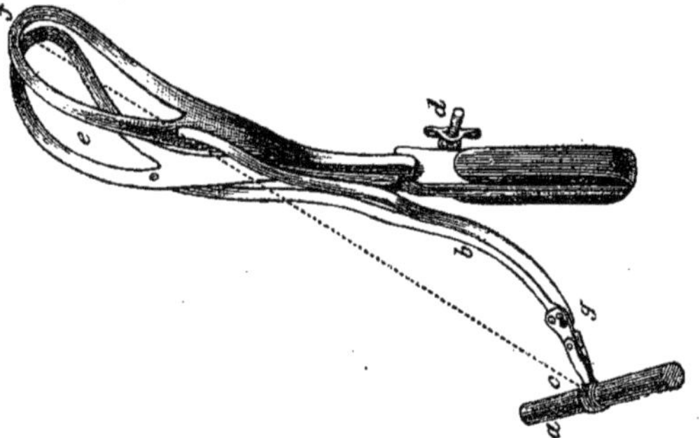

FIG. 59. — Forceps axis-traction de A.-R. Simpson.

Simpson n'avait pas jugé utile de faire le moindre changement au forceps habituel de son oncle; trouvant ses courbes et ses dimensions satisfaisantes, et sachant, du reste, que Tarnier allait abandonner la courbe périnéale de son premier instrument. Il ajouta donc simplement les tiges de traction au milieu de l'instrument classique en Écosse qui n'est, d'ailleurs, dit-il, qu'une variété du type des forceps Levret.

De très légères modifications sur les tiges de traction ne leur donnent aucun caractère différent de fonctionnement;

en définitive, il constitua donc un instrument de Tarnier, en prenant simplement le modèle Simpson du forceps.

Al. Simpson, qui a appelé cet instrument *axis traction forceps*, ne s'est pas hâté d'en faire l'éloge sans l'avoir soumis à l'épreuve de la clinique; il en avait, lors de sa communication, fait ou fait faire par ses assistants, les docteurs Hardt et Barbour, seize applications. Dans ces seize cas, dont Simpson donne sommairement les détails dans son mémoire, le fonctionnement de l'axis-traction a été tout à fait satisfaisant.

Gustave Braun et son assistant Breus ont fait de l'axis-traction une étude attentive; ils l'ont appliqué assez souvent, ils ne lui reprochent que d'être un forceps un peu trop court, pas tout à fait assez solide; ils trouvent aussi la vis de compression placée un peu trop près de l'articulation des branches; ce qui nuit à la solidité de l'articulation.

Nous croyons que Simpson a eu raison, après la publication que Tarnier fit de ses branches métalliques de traction, de chercher à utiliser ce que ce moyen a de bon, en l'appliquant à un forceps quelconque, à celui dont il avait l'habitude de se servir; de même que Laroyenne avait mis les rubans de Chassagny au forceps ordinaire. De cette façon, en n'introduisant qu'une seule modification dans son manuel opératoire habituel, on peut mieux juger le moyen nouveau; si, au contraire, on prend en main un instrument dont toutes les parties, sous prétexte d'atteindre l'idéal, nécessitent une étude nouvelle de leur mode d'action, on s'expose à voir s'additionner les difficultés d'appréciation.

L'idée de Simpson était simple, et elle a permis à ce

professeur de se faire de suite une opinion favorable des tiges métalliques de traction qui, en effet, ont du bon.

Aussi plusieurs accoucheurs, à Vienne, ont-ils immédiatement entrepris une étude pratique de l'axis-traction qui ne modifiait pas foncièrement le forceps dont ils avaient l'habitude.

Toutefois, au point de vue du degré de précision que cet instrument permet pour la traction dans l'axe du bassin ; de même que, pour le degré de liberté qu'il laisse au forceps, il est passible des reproches qu'on fait à l'instrument de Tarnier. Il a ces mêmes défauts, et au même degré, puisque, en définitive, c'est exactement le moyen de traction de l'accoucheur de Paris adapté au forceps d'Édimbourg.

Forceps de Breus

Le professeur Gustave Braun, appréciant le travail de Tarnier sur son nouveau forceps, lui adresse quelques reproches :

Il se rallie tout d'abord pleinement au principe sur lequel repose l'instrument de Tarnier ; mais il croit que l'accoucheur de Paris, dans ses efforts pour vulgariser son instrument, a dépassé la mesure ; un peu plus de réserve dans ses vues, dit Braun, lui eût épargné beaucoup de contradictions. Ainsi, par exemple, quand il veut annihiler complètement le forceps classique et lui substituer le sien dans tous les cas, même ceux où l'instrument de Levret fonctionne d'une façon irréprochable.

Braun reconnaît l'utilité de l'instrument nouveau, lorsque la tête est fixée au détroit supérieur ; au haut de l'excavation, cet instrument n'est pas mauvais, mais il est inutile et plus compliqué que le forceps ordinaire.

Dans tous les cas, dit Braun, la vis fixant les branches est une condition fâcheuse par la compression permanente qu'elle établit. Si Tarnier, pour montrer l'innocuité de cette compression, dit avoir, dans un cas, laissé la tête un quart d'heure, après l'accouchement, serrée dans son forceps sans que l'enfant en accusât aucun malaise, cela n'est pas concluant, car, après la sortie de la tête, elle n'est plus comprimée par le forceps qu'en un seul sens, tandis que, pendant l'accouchement, elle est comprimée en deux sens par le forceps et par le bassin.

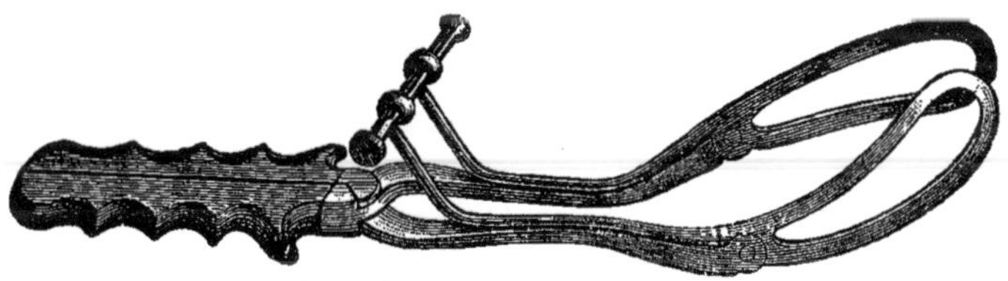

Fig. 60. — Forceps de Breus.

G. Braun reproche encore au forceps Tarnier d'avoir ce que son auteur appelle l'aiguille indicatrice beaucoup trop lourde, ce qui gêne sa mobilité et le forceps perd ainsi une partie de sa liberté.

Pour obvier à ces défauts, T. Breus, assistant de G. Braun, se mit en devoir de construire un forceps répondant aux vues de ce professeur.

Breus publia ce nouveau forceps dans les *Archives für Gynækologie* (1882 p. 211).

Le forceps de Breus (fig. 60) est un instrument élégant, assez léger, moins compliqué que celui de

Tarnier ; mais sa traction se rapproche moins de l'objectif, c'est-à-dire, de l'axe du détroit supérieur.

Au point même où Tarnier articule ses branches de traction, Breus a coupé chaque branche en deux parties : la cuiller et le manche ; il a réuni solidement ces deux portions par une articulation à pivot horizontal, permettant le mouvement de charnière de haut en bas.

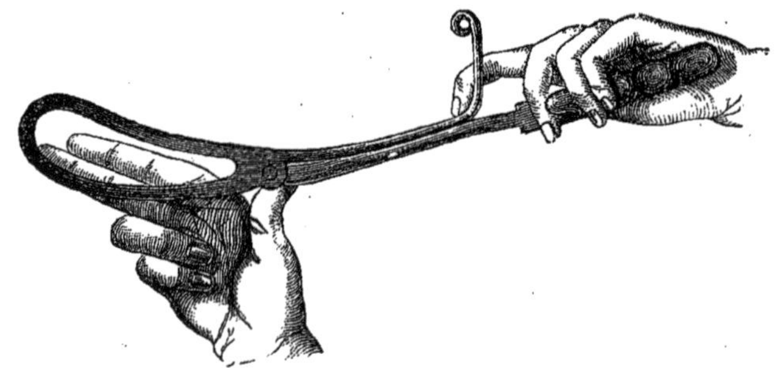

Fig. 61. — Forceps de Breus. Introduction de la branche.

Pour l'introduction, la branche est tenue comme l'indique la figure 61. Le forceps placé, les manches peuvent se porter en arrière et en bas ; ils deviennent les tiges de traction, tandis que les cuillers se prolongent en avant au-dessus de ce manche par des tiges légères, coudées en haut, qui viennent hors la vulve se mettre parallèlement l'une avec l'autre ; ces prolongements inférieurs des cuillers sont reliés par une tige d'acier, sorte de flèche simplement passée dans deux petits anneaux qui terminent ces tiges légères de préhension.

Lorsque, laissant les cuillers immobiles, on porte les branches de l'instrument en bas, les deux charnières permettent aux manches de faire avec la direction des cuillers un angle de 135°.

Ce forceps a l'avantage, très goûté des Allemands, mais exagéré selon nous, de n'avoir pas de vis de compression permanente. Il a l'articulation anglaise par mortaise, et c'est la main seule qui fixe les branches; on peut les désarticuler dans les intervalle des tractions.

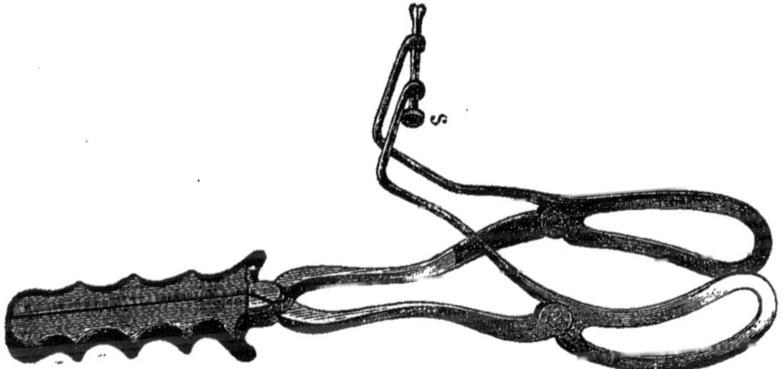

Fig. 69. — Forceps de Breus. Manches porté en arrière dans la direction où ils doivent exercer la traction.

Les cuillers tenant une tête, au détroit supérieur, les manches sur lesquels on devra tirer pourront s'abaisser autant que le permet le périnée; de sorte qu'avec cet instrument on arrive à tirer juste autant en arrière qu'on le fait avec les rubans lyonnais.

Mais le point d'insertion de la force, qui est le même que dans l'instrument de Tarnier, est loin de donner à la tête saisie la mobilité et la liberté que lui assurent ces rubans.

Le forceps de Breus ne laisse pas plus de mobilité à la tête que l'instrument de Tarnier, et il tire moins bien que lui; mais il est plus simple, plus léger, plus élégant, il agit mieux que le forceps ordinaire. Cet instrument se rapproche du but poursuivi d'une façon approximative qui est, dans bien des cas, suffisante pour la pratique.

Forceps de Vedder

Cet accoucheur américain avait fait au forceps une modification très simple, qui avait la prétention de permettre de tirer dans l'axe du détroit supérieur, et cela sans qu'on fût obligé d'adjoindre à l'ancien forceps aucune branche de traction.

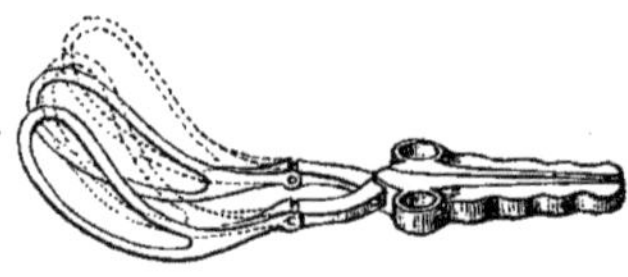

Fig. 63. — Forceps de Vedder.

La figure 63 donne une idée assez exacte de l'instrument de Vedder, elle montre qu'à la partie moyenne, entre l'articulation et le bas des fenêtres, chaque branche porte une articulation en forme de charnière permettant de porter les manches de haut en bas, tout en laissant les cuillers immobiles. De sorte qu'on peut ainsi exercer des tractions beaucoup plus en arrière qu'avec le forceps ordinaire. En définitive, c'est un instrument à qui ces charnières permettent d'être successivement et à volonté un forceps du type de Levret ou un forceps ayant une courbe périnéale, comme celui de Moralès.

Cet avantage toutefois, si c'en est un, est loin d'avoir pu atteindre la direction presque entièrement satisfaisante qu'ont les tractions par les rubans ou le forceps Tarnier.

Forceps de Sänger

Sanger a fait un forceps, ou plutôt a ajouté à un forceps ordinaire, des lanières de cuir souples, s'attachant au point où Tarnier a articulé ses branches de traction.

Un anneau de caoutchouc semblable aux pessaires de Dumontpallier est placé au-dessus de l'articulation des deux branches, le forceps entier et les deux courroies sont passés dans cet anneau.

Les deux courroies portent à leur extrémité inférieure un bâtonnet constituant la poignée ; lorsqu'on tire sur ce bâtonnet, les courroies se tendent, l'anneau élastique cède un peu et la direction des tractions peut devenir presque satisfaisante. En un mot, dans les cas les plus heureux, les courroies peuvent, en déprimant le périnée, tirer tout à fait dans la direction de nos rubans lyonnais. Dans tous les cas, nous ne comprenons ni le rôle ni l'utilité de l'anneau élastique.

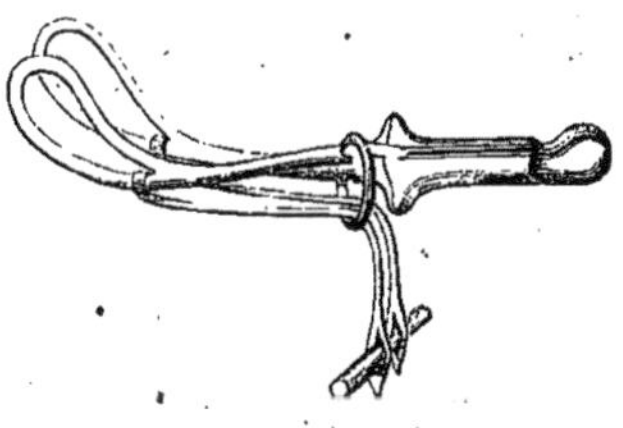

Fig. 64. — Forceps de Sänger.

Sänger ayant conservé l'articulation à mortaise telle qu'elle est disposée dans le forceps de Brunninghausen, on maintient avec la main la juxtaposition des branches pendant la traction, et on peut de temps en temps désarticuler facilement, pour laisser respirer la tête.

Il n'y a donc pas de vis de pression continue ; c'est là, d'après l'auteur, une supériorité que présente ce forceps sur la plupart des forceps à branches de tractions indépendantes. Pour nous, nous ne croyons pas qu'une vis d'arrêt soit défavorable, si on ne s'en sert pas pour établir la compression de la tête, mais seulement pour maintenir l'adaptation des branches sur l'ovoïde crânien.

DEUXIÈME PARTIE

Nous nous sommes borné, dans la première partie de cette thèse, à présenter classiquement chaque point de la science relatif au forceps.

Voilà ce que nous avons pu apprendre des leçons de nos maîtres aussi bien que de nos lectures, nous n'avons déparé cette première partie d'aucune de nos recherches personnelles ; ceux qui ne voudraient prendre sur le forceps que la science faite, devraient borner là cette lecture.

Nous devons prévenir ceux qui voudront bien continuer à nous lire qu'ils entrent dans le domaine de la nouveauté obstétricale, ne pouvant intéresser sérieusement que ceux qui y ont eux-mêmes tenté quelque recherche.

Dans ces aperçus théoriques, on est souvent obligé

d'agiter de nombreuses idées, sans que la pratique puisse en tirer une grande utilité. Nous avons réuni ici toute la partie expérimentale de notre travail, la clinique n'y occupe qu'une place restreinte.

Cette seconde partie comprendra quatre chapitres :

1° Description de trois instruments d'extraction : sériceps, forceps souple, forceps général.

2° Tracteur pour employer la force mécanique.

3° Application de la méthode graphique aux tractions sur le forceps et aux expériences d'amphithéâtre.

4° Enfin un système de traction, pour tirer le forceps dans l'axe de la filière pelvienne.

CHAPITRE PREMIER

TROIS INSTRUMENTS D'EXTRACTION

ESSAIS POUR OBTENIR SUR LA TÊTE UNE PRISE DIFFÉRENTE DE CELLE DU FORCEPS ORDINAIRE

Un point de la science encore trop obscur est le suivant : Comment la tête est-elle saisie par le forceps symétrique au détroit supérieur ou au-dessus, dans les cas de bassins rétréci ? On discute beaucoup, dans ces cas, le degré de retrécissement et on ne donne souvent pas une importance suffisante à la façon dont la tête est prise par le forceps.

La gravité du pronostic, et pour la mère, et pour l'enfant, en dépend cependant souvent. Nous n'en citerons pour preuve[1] que le cas récent et si connu où, dans un bassin de 10 centimètres de diamètre utile, un accoucheur d'une habileté et d'une science les plus incontestées, un des maîtres les plus aimés de la jeune école a été conduit à pratiquer la perforation du crâne, parce que plusieurs applications de forceps faites

[1] *Société de biologie*, séance du 2. mai 1883.

en ville avaient défléchi de plus en plus la tête et l'avaient tassée défléchie dans l'excavation. L'état général de la femme exigeait impérieusement une intervention efficace : il fallut perforer le crâne d'un enfant vivant ; et la femme succomba plus tard. Ce bassin, cependant, avait 10 centimètres de diamètre utile !

Presque parfait pour la direction de la traction, le forceps est imparfait pour la prise de la tête et souvent impuissant pour obtenir son évolution.

En un mot, tous les forceps que nous avons examinés dans notre première partie, le forceps de Tarnier comme les autres, saisissent la tête comme ils la trouvent ; leur disposition symétrique la fait prendre longitudinalement, si elle est défléchie au détroit supérieur (ce qui est la règle dans les bassins rachitiques) ; puis, cet ovoïde, saisi par ses grands diamètres, est tiré ainsi dans l'excavation, ce qui distend et comprime les parties molles maternelles et ce qui tasse la tête, tout en l'immobilisant.

Parfois, lors même que la tête n'était pas défléchie, si vous tentez, par une manœuvre difficile, de faire une application oblique, alors les extrémités des cuillers, au lieu de prendre les bosses pariétales, peuvent porter plus près du front, et, tirant la partie antérieure de la tête, arrivent encore à la défléchir. Aucun homme expérimenté ne viendra contester que les grandes interventions, les crâniotomies ne se pratiquent pas toujours dans des bassins très rétrécis ; une tête bien saisie après sa flexion peut parfois passer sans grande difficulté dans un bassin ne mesurant que 8 1/4 ou 8 1/2 centimètres ; d'autres fois, dans un bassin à peine rétréci (10 centimètres), on sera conduit à la perforation et à l'intervention la plus grave pour la mère.

C'est que le forceps symétrique prend la tête souvent au hasard ; parfois en serrant les branches, l'instrument la fléchit, d'une façon heureuse, sans même que l'opérateur en ait conscience; mais parfois aussi, son action est néfaste parce qu'il la défléchit et l'entraîne toute défléchie dans les voies génitales.

Nous résumons ainsi ces quelques considérations :

Le forceps en général est un bon instrument d'extraction, mais c'est un *mauvais* instrument d'*évolution céphalique*.

Depuis quinze ans que nous nous occupons du forceps comme instrument, presque toutes nos recherches ont porté sur ce point. Nous avons cherché à obtenir une prise différente sur cette tête : nous avons cherché à pouvoir non seulement la prendre, mais surtout la tourner en long et la diriger :

Les trois instruments que nous avons essayés ont eu surtout pour objectif de faire à la tête défléchie ce que Leroy d'Étioles fait avec son admirable instrument qui prend un crayon en travers dans la vessie, le retourne et le saisit par l'extrémité pour l'extraire par le canal de l'urètre. Nous avons cherché, nous, à saisir non pas seulement la tête, mais particulièrement la partie occipitale de la tête pour tirer surtout cette extrémité de l'ovoïde crânien.

Nous ne nous flattons pas d'avoir complètement réussi; mais nous croyons utile d'indiquer sommairement ici nos recherches, ne serait-ce que pour qu'un autre chercheur ne perdît pas, en les répétant, un temps précieux.

Telle a été l'origine des trois forceps suivants.

Sériceps

Le 6 avril 1875, le professeur Depaul montrait à l'Académie un instrument tout en soie à l'aide duquel nous avions fait un certain nombre d'accouchements, et que nous avions désigné sous le nom de sériceps.

Description. — Le sériceps est composé : 1° d'une bande d'étoffe longue de 25 centimètres ; 2° de quatre rubans insérés à cette bande sur tout son bord inférieur. Ces quatre rubans sont, par une de leurs extrémités, adhérents à la bande transverse, et par l'autre extrémité ils se réunissent deux à deux pour constituer deux anses.

La bande transverse est destinée à être étalée autour de la tête fœtale ; ses deux extrémités sont reliées par des cordons de soie lacés d'avance dans les œillets. Ces cordons sont complètement relâchés pendant qu'on étale l'étoffe ; puis lorsqu'elle a été bien placée autour de la tête, il suffit de serrer ces cordons pour fermer le cercle qui étreint ainsi l'ovoïde crânien. Si ce cercle a été porté assez haut il a une prise solide.

Tout cet appareil est tissé *ad hoc* par un métier spécial, on évite ainsi les coutures et on assure le maximum de solidité.

Tissés en double étoffe, les quatre rubans de traction forment des gaines dans lesquelles pénètrent trois tiges d'acier flexible, sortes de branches de forceps en miniature, qui servent à porter l'étoffe autour de la tête.

Les cordons sont serrés pendant que les branches métalliques sont encore dans leurs gaines.

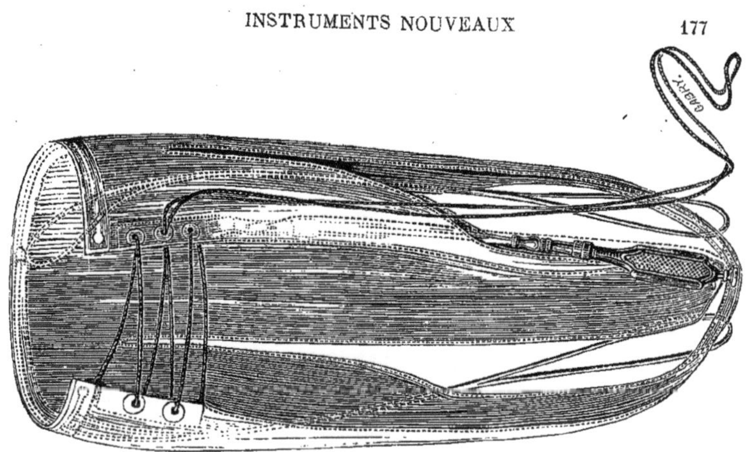

FIG. 65. — Sériceps dont les cordons sont relâchés. On voit dans les gaines les tiges propres à élever l'appareil entre la tête et l'utérus.

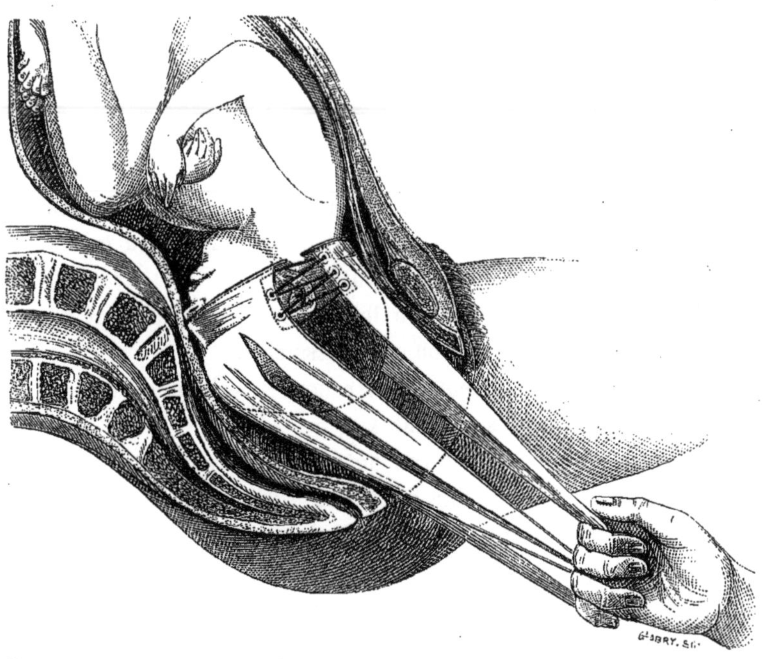

FIG. 66. — Sériceps tiré par une main. Les anses d'étoffe font poulie sur les doigts, de telle sorte que les rubans sont tous uniformément tirés et répartissent ainsi la traction également sur tout le pourtour.

Les cordons convenablement serrés, la tête est prise et on n'a qu'à retirer les trois tiges métalliques. Cette prise est très solide, on n'a plus qu'à exercer les tractions qu'on a soin d'interrompre par intervalles.

Cependant nous avons renoncé complètement à nous servir de cet instrument ; c'est moins à cause de sa difficulté assez grande de placement qu'à cause d'un vice radical dans son fonctionnement : nous n'avons fait que dix accouchements avec le sériceps et dans les dix cas nous avons dû faire la respiration artificielle pendant vingt, trente, quarante minutes; la constriction circulaire complète permanente de la tête cyanose le cerveau, et l'on doit renoncer à ce genre de prise.

Ayant renoncé à nous servir du sériceps, nous ne donnons en détail aucune des observations d'accouchements à l'aide de cet instrument, que nous publiions autrefois *in extenso ;* ceux que cela intéresserait trouveront dans le *Lyon médical* du 28 mars 1875 une observation publiée par notre confrère le docteur Charles Reynaud, et dans le numéro du 23 mai 1875 du même journal une seconde observation publiée *in extenso :* c'est un accouchement où le docteur Icard, gérant du *Lyon médical*, voulut bien nous assister.

Les raisons qui nous firent renoncer à l'emploi de cet iustrument sont les suivantes :

Dans un cas où nous rencontrâmes une résistance plus considérable, nous dûmes, à l'aide de cet instrument, exercer des tractions assez énergiques pendant un temps assez long; nous avons employé alors notre tracteur mécanique, disposé comme l'indique la figure 67. Malgré la précaution que nous avons prise d'inter-

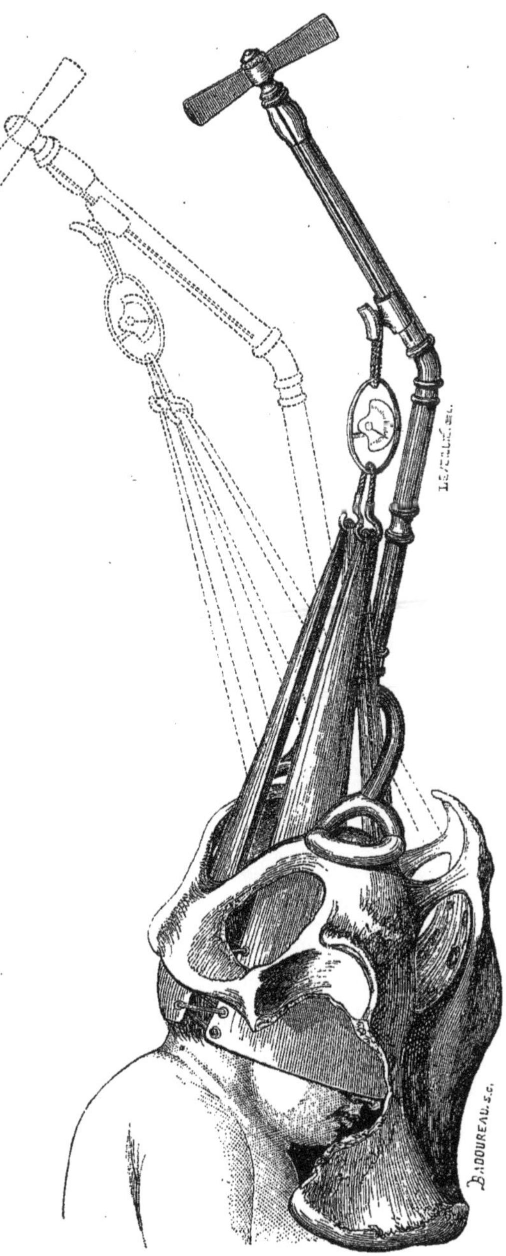

Fig. 67.

rompre plusieurs fois nos tractions mécaniques pendant les vingt-cinq minutes que dura l'extraction, la constriction circulaire complète faite ne put pas être relâchée, et nous dûmes faire assez longtemps la respiration artificielle. Cet enfant a aujourd'hui huit ans, nous l'avons vu bien souvent; il a eu l'ensemble des conditions d'un développement intellectuel tardif; il a parlé très tard en conservant plusieurs années la difficulté d'articuler certains sons. Nous nous sommes demandé souvent, en le voyant, si la constriction et la pression continue de vingt-cinq minutes à laquelle son cerveau a été soumis à sa naissance n'a pas pu jouer un certain rôle dans ce trouble fonctionnel assez prolongé de la masse encéphalique. Outre que nous avons renoncé à l'emploi du sériceps, ce fait a pour nous une importance capitale. Il montre bien l'inconvénient qui résulte des compressions prolongées, et doit encourager à chercher sur la tête une prise qui ne comprime pas en tous sens.

Forceps souple à tractions indépendantes

Nous avons construit un instrument moitié souple, moitié métallique, ayant les avantages du précédent, mais n'établissant pas sur la tête, à un même niveau, une constriction circulaire complète et permanente. Nous le nommons forceps souple, parce qu'il prend la tête et la tire surtout à l'aide de lacets de soie. Il fut présenté à la Société de chirurgie le 9 novembre 1881.

Description. — Lorsque nous faisions des accouchements à l'aide du sériceps (1874), nous avions essayé divers conducteurs pour étaler notre étoffe autour de la tête, et nous nous étions rendu compte de la possibilité de faire circuler autour de celle-ci des instruments d'acier, pourvu qu'ils fussent assez minces, assez flexibles, assez élastiques pour se mouler sur l'ovoïde crânien.

Dans un bassin rétréci, même lorsque la tête est enclavée, d'après l'expression des anciens accoucheurs, il est toujours non seulement possible, mais assez facile, de promener un ruban d'acier flexible autour de la tête, excepté en deux points : entre la tête et le promontoire, et entre la tête et le pubis. C'est sur cette donnée que nous avons construit l'instrument actuel.

Deux étroites lames en rubans d'acier, longues de 15 centimètres, larges de 8 à 10 millimètres, très flexibles dans une certaine étendue, sont reliées à leurs deux extrémités d'une façon particulière. La partie moyenne de ces lames a été amincie pour donner plus de flexibilité, mais les bords ont été ménagés épais pour ne pas devenir coupants. Ces lames sont courbées sur le plat à peu près suivant la courbure céphalique ; elles sont, au tiers supérieur, percées d'un trou pour les cordons de traction ; elles sont montées, l'une sur un tube d'acier de 18 centimètres de long, l'autre sur une tige d'acier logée dans ce tube, de sorte que, en produisant la rotation de la tige dans le tube, on écarte ou l'on rapproche à volonté la partie moyenne des deux lames. Celles-ci étant rapprochées peuvent être portées comme une branche de forceps entre la tête et la symphyse sacro-iliaque ; puis, en faisant tourner la tige dans le tube, on écarte ces deux lames qui, en circulant autour de la tête, arrivent à former un vaste anneau ovale recevant toute la moitié occipitale de la tête.

La lame formant la partie postérieure de l'anneau est alors près du promontoire, et la lame antérieure est près du pubis.

Pour compléter la prise, on engage de l'autre côté du promontoire, dans la moitié du bassin où se trouve la face, une seconde branche de l'instrument; celle-ci est plus petite sous tous les rapports que la première branche, elle fonctionne d'après le même mécanisme. C'est encore un tube métallique contenant une tige qu'on peut faire tourner dans ce tube. A la partie supérieure du tube est assujettie une lame d'acier flexible longue de 11 centimètres, à extrémité élargie comme une spatule mousse, percée de quatre trous pour recevoir des anses de lacet. A la tige elle-même est assujettie une seconde lame d'acier flexible, longue de 10 centimètres, ayant à son extrémité libre une disposition analogue. Une boucle de lacet de soie est passée dans les orifices de ces deux spatules, de telle sorte que la rotation de la tige dans le tube étale ce lacet par la divergence des deux lames d'acier qui étaient superposées avant la rotation de la tige.

Deux longues anses de lacet de soie sont ainsi disposées :

L'anse postérieure, passée dans les trous de la spatule la plus longue va ensuite glisser dans les orifices ménagés au tiers supérieur de l'arc métallique postérieur de la grande branche de l'instrument ; cet arc doit, l'instrument en place, se trouver dans le voisinage du promontoire. Les deux chefs de cette anse postérieure de lacet sont assujettis sur la partie inférieure du tube métallique, de façon à ne laisser que 3 ou 4 centimètres de distance entre la spatule postérieure (la plus longue) de la petite branche de l'instrument, et l'arc métallique postérieur de la grande branche.

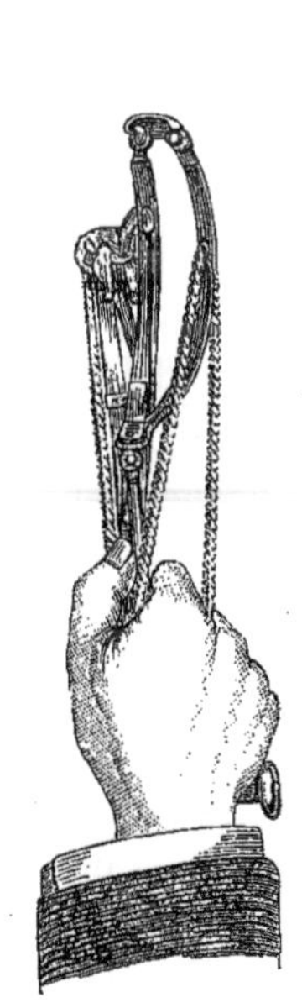

Fig. 68. — Forceps souple prêt à être introduit.

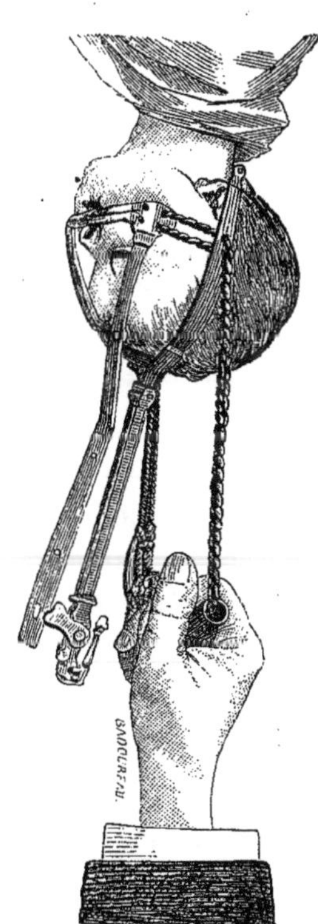

Fig. 69. — Forceps souple, sa prise de la tête.

Cette anse de lacet est donc disposée avant le placement de l'instrument à la longueur voulue, et ne devra être ni tendue ni relâchée pendant l'opération. Une seconde anse de lacet de soie plus longue que la précédente, est disposée de la même façon, allant de la spatule courte de la petite branche aux orifices d'arc antérieur de la grande branche. Mais cette anse est laissée assez longue et assez lâche pour que la partie qui va de la spatule à la grande branche ait 25 à 30 centimètres pendant qu'on introduit et qu'on place les deux branches métalliques. Les extrémités libres de cette anse antérieure sont dans la main de l'opérateur pour être tirées et serrées assez pour tendre, derrière la symphyse pubienne, ces 25 centimètres de lacet qui ne conservent alors plus que 3 à 5 centimètres de longueur, suivant le volume de la tête.

La figure 69 montre quelle est la façon dont la tête est saisie lorsque l'on a serré le lacet antérieur.

L'introduction se fait en quatre temps. Tout l'instrument est rassemblé, les deux arcs de la grande branche rapprochés, les deux spatules de la petite branche superposées à côté; le tout tenu en une seule main, comme l'indique la figure 68.

Premier temps. — Introduction de tout l'appareil en arrière de la tête, absolument comme on porterait une branche de forceps à côté du promontoire. On engage donc l'extrémité de la grande branche à côté du promontoire, jusqu'à ce que les extrémités des spatules de la petite branche viennent le rencontrer : bien entendu, la main gauche introduite sert de guide absolument comme pour une branche de forceps.

A ce moment, la main qui porte l'instrument insinue deux doigts entre les deux tubes et les écarte, ce qui tend les 3 ou 4 centimètres de lacet qui vont de la spatule à l'arc postérieur; la main qui porte l'instrument continuant à le pousser ainsi, les deux spatules s'engagent dans l'une des moitiés du bassin pendant que la grande branche est dans l'autre : il ne passe alors au devant du promontoire que les 3 ou 4 centimètres du lacet réunissant les deux branches. Au besoin, les doigts de la main gauche soulèvent tant soit peu la tête, pour faciliter le passage de ce lacet entre la tête et le promontoire.

Deuxième temps. — Développement de la grande branche par la rotation de la tige dans le tube; développement ensuite de la petite branche, ce qui écarte les deux spatules de 8 à 9 centimètres, la spatule antérieure arrive près de la symphyse pubienne; de l'autre côté, l'arc antérieur de la grande branche vient, lui aussi, près de cette symphyse.

Troisième temps. — En prenant à pleine main le tube de la grande branche, on tire sur l'extrémité de l'anse antérieure du lacet; il se produit alors un glissement qui tend ce lacet; les 25 centimètres qui étaient relâchés se tendent à 3, 4 ou 5 centimètres, et la tête est prise.

Quatrième temps. — Réunissant en une anse, sur une poignée de bois, l'anse postérieure et l'anse antérieure du lacet, on procède à l'extraction de la tête, en tirant par intervalles de deux en deux minutes. Pendant que l'on ne tire pas, tout l'appareil se relâche et il ne reste adsolument aucune constriction circulaire sur la tête. Même pendant la traction, comme le montre la figure 69, la constriction n'est pas circulaire, il y a un demi-cercle de lacet sur la face, et de l'autre côté l'anse métallique se moule au-dessus de l'occiput, près de la nuque, de sorte que la constriction de cette moitié de la tête est reportée 3 centimètres plus haut que celle qui existe sur la face.

L'instrument se dispose d'avance, pour que chacune de ses branches s'engage à volonté dans les deux moitiés du bassin, de façon à porter le grand anneau métallique formé par la grande branche, dans la moitié du bassin où se trouve l'occiput.

Cette description paraît très confuse ; il semblerait que l'introduction de ce forceps souple soit très difficile. Évidemment elle nécessite une main connaissant bien le maniement de cet instrument ; il faut donc se familiariser avec les différents mouvements qu'on a à produire. Pour notre compte, après bien des tentatives avant que l'instrument soit perfectionné, même après des échecs où le placement nous avait été impossible, nous sommes arrivé à disposer l'instrument de telle sorte que son perfectionnement soit à la portée de toute main habituée aux opérations obstétricales. Dans une application que nous avons faite récemment avec le docteur Hyvert, le placement du forceps ne nous a pas pris plus de cinq minutes, et notre confrère n'a pas eu, en nous voyant saisir la tête, l'idée que nous fissions quelque chose de très difficile.

Le mouvement qui préoccupe le plus les accoucheurs à qui nous montrons cet instrument, c'est le développement de nos deux branches, ce qui nécessite la circumduction d'arcs métalliques autour de la tête. Ce mouvement s'exécute cependant avec la plus grande facilité, grâce à ce que ces parties métalliques sont assez élastiques pour prendre exactement la courbe des parties de la tête sur lesquelles elles passent : le temps qui offre quelques difficultés est le serrement de l'anse de lacet.

Quelque confrère sera-t-il tenté d'essayer cet instrument ? Nous n'en savons rien; nous ne sommes pas encore en mesure de les encourager par le récit de services exceptionnels de cet instrument, services qui pousseraient à étudier son fonctionnement, à s'y exercer. Nous en sommes à une période d'études qui nous a démontré surtout ses avantages théoriques; il serait téméraire d'affirmer que la clinique les confirmera tous.

Ses avantages peuvent se résumer ainsi :

1° Il n'exerce aucune compression dans le sens transversal du bassin ; au contraire, il produit une légère réduction dans le sens du diamètre utile.

2° L'instrument tire surtout l'occiput et n'engage la tête qu'après l'avoir fléchie ; il lui laisse, d'ailleurs, la plus entière liberté pour les mouvements de rotation.

3° Il laisse à la tête toute l'aire du bassin dans le diamètre transversal : l'occiput peut donc, comme par la version, venir se mouler sur la ligne innominée, la tête s'engage alors dans l'espace rétréci, suivant un diamètre se rapprochant beaucoup du bi-temporal.

4° Enfin, on peut exercer les tractions à la fois sur le cordon antérieur et le cordon postérieur ou séparément, alternativement et indépendamment sur ces deux cordons implantés aux deux extrémités du diamètre utile.

Voici ce que notre expérience nous a déjà appris :

Nous avons fait, avec le forceps souple, six accouchements : trois dans des bassins normaux, la tête plongeant dans l'excavation, mais avant toute distension périnéale ; dans deux cas, il y avait une inertie complète, mais tout forceps eût donné un excellent résultat. Dans le troisième cas, la malade affectée d'un kyste énorme de l'ovaire :

nous avons voulu lui épargner toute contraction abdominale et nous avons placé le forceps souple avec le docteur Hyvert ; dès que la dilatation a été suffisante, l'instrument a parfaitement fonctionné ; mais, là encore, le forceps ordinaire eût aussi rendu le service demandé.

Trois applications ont été faites dans des bassins rétrécis, l'un faiblement, nous le passons sous silence comme peu concluant. Dans le second cas, le docteur Marduel, chargé des fonctions d'agrégé d'accouchements à la Faculté de Lyon, a bien voulu nous prêter son concours ; le bassin était rétréci, le diamètre promonto-pubien ayant 8 1/2 centimètres, la grossesse était à terme, la tête n'étant nullement engagée après trent-six heures de travail, elle était placée transversalement, en occipito-iliaque gauche. Nous appliquâmes notre instrument après avoir anesthésié la malade, nous fîmes des tractions d'une minute et demie de durée séparées par des intervalles de deux minutes. Après un quart d'heure de ces manœuvres, la tête était arrivée sur le plancher périnéal, nous pûmes faire avec facilité la rotation et le dégagement. L'enfant pesait 3.500 grammes, la tête ne présenta aucune excoriation de la peau. L'enfant, né le 25 août 1881, se porte actuellement très bien ; la femme a eu des suites de couches très simples.

Enfin, dans le sixième cas, le bassin était très rétréci, la femme affectée d'une cyphose très prononcée. Cette observation a été publiée en détails dans la thèse du docteur François[1]. Nous résumons ici cette observation :

[1] *De la dilatation du col*, par le docteur François, 1883, p. 83 ; chez O. Doin, Paris.

Observation. — Léontine G., trente ans, taille 1 m. 37. Bassin cyphotique.

Diamètre d'une épine iliaque antéro-sup. à l'autre.		$0^{m}265$
—	d'une crête iliaque à l'autre. . . .	$0^{m}290$
—	conjugué externe.	$0^{m}197$
—	bi-ischiatique.	$0^{m}075$

Le 10 août 1882, la malade a huit mois dix jours environ de grossesse, on provoque l'accouchement prématuré à l'aide de la poche artificielle des eaux. Le 11 août, à quatre heures du soir, le fœtus expulse du méconium, le cœur bat moins régulièrement ; on termine l'accouchement à l'aide d'un forceps souple. La tête est en O I G A, elle plonge jusqu'à la partie moyenne de l'excoration. Application du forceps souple, le placement de l'instrument dure cinq minutes, les tractions sont pratiquées pendant dix minutes en quatre fois ; on produit, à l'aide de l'instrument, la rotation et le dégagement. On profite de la dilatation vaginale pour mesurer plus exactement le diamètre transverse du détroit inférieur, on trouve 7 1/2 centim.

Fille bien portante pesant 2 kil. 330 gr. Le forceps souple a laissé une trace longitudinale sur la joue gauche ; il y a là une rougeur avec dépression, mais sans excoriation épidermique. Le lendemain, cette trace de l'instrument sur la joue se distingue à peine. L'enfant est envoyée en nourrice, la femme n'a pas eu de déchirure de la fourchette.

Les suites ont été des plus régulières.

Remarquons que, chez cette femme, la déformation cyphotique du bassin ne laissait que 7 1/2 centimètres au détroit inférieur. Dans un tel bassin, le forceps classique qui doit se placer sur les côtés aurait probablement donné un résultat moins favorable que ce forceps souple.

Ce fut la première application de cet instrumentfaite à la clinique obstétricale de Lyon. Outre des élèves, les docteurs Peillon, Royer et Oliver (de Barcelonne) assistaient à cette opération, qui a donné les résultats les plus satisfaisants pour la mère et pour l'enfant.

Le forceps souple, ayant été présenté le 28 novembre 1881 à la Société nationale de médecine de Lyon, y donna lieu à la discussion suivante :

M. Chassagny. — L'application de l'instrument offre certaines difficultés, qui nécessitent une étude particulière et une certaine adresse ; il est aussi nécessaire d'avoir diagnostiqué exactement la position de la tête, de sorte que je ne crois pas être contredit en avançant que cet instrument ne sera probablement jamais le forceps des maladroits.

Relativement à son mode d'action, je crois qu'il convient très bien pour abaisser l'occiput et fléchir la tête; en un mot, c'est un bon instrument d'évolution, mais non de réduction. Pour réduire la tête, pour l'effiler, pour l'allonger, il faut faire une compression douce comme la fait mon forceps à branches parallèles ; les autres forceps, ceux qui sont croisés, limitent en avant l'allongement de la tête, et l'instrument qu'on nous présente aujourd'hui ne fait aucune réduction ; au contraire, il tendrait, selon moi, à ramener en avant les parties molles légèrement mobiles sur les os du crâne, de sorte qu'il ramasse, pour ainsi dire, la tête au lieu de l'allonger. Ainsi, je le répète je ne le crois pas apte à vaincre les grandes difficultés obstétricales telles qu'on les observe dans les cas de rétrécissement prononcé du bassin.

M. Marduel. — Je suis heureux d'apporter mon témoignage favorable au forceps du docteur Poullet; dans le cas où nous l'avons appliqué ensemble, nous avions un rétrécissement très prononcé, la tête a été prise au-dessus du détroit supérieur; les tractions ont dû être réitérées et énergiques, la tête a été très heureusement engagée, et nous n'avons nullement constaté le fait que semble redouter M. Chassagny: le tassement de la tête, s'il devait se produire, se serait produit dans ce cas.

De prime abord, à la simple vue de l'instrument, j'étais sur une certaine réserve, et j'avoue que j'ai été véritablement et heureusement surpris, à son application, de la facilité avec laquelle il permet de faire exécuter les mouvements de rotation, et, en un mot, de l'excellent résultat que je lui ai vu produire.

M. Delore. — Cet instrument est très ingénieux et très bien compris pour agir dans un sens favorable. J'ai démontré moi-même, après d'autres auteurs, combien sont défectueuses les compressions faites sur la tête fœtale dans le sens transversal; j'ai indiqué combien elles enlèvent de la réductibilité au diamètre de la tête qui tend à s'engager dans le diamètre rétréci du bassin, et je vois avec la plus entière satisfaction que M. Poullet est arrivé, avec son nouveau forceps, à faire des tractions énergiques sur la tête sans opérer sur elle aucune compression dans le sens transversal du bassin. J'ajouterai même que l'un des avantages de cet instrument, sur lequel son auteur n'a pas même assez insisté, selon moi, c'est la disposition qui lui donne les avantages des forceps droits et permet la plus grande facilité pour produire les mouvements de rotation.

Je ne puis admettre le reproche fait par M. Chassagny;

on ne peut dire que le forceps croisé, que nous avons tous en main, empêche l'allongement de la tête ; les cuillers se croisent au devant de la tête assez loin pour que celle-ci ait l'espace voulu pour s'y engager en s'allongeant.

Pour revenir au forceps souple, je dirai qu'il a encore quelques défectuosités; son auteur le perfectionnera, peut-être, en rendant plus large sa prise sur la tête fœtale, car on pourrait redouter des contusions. Mais, pour résumer mon opinion, je souhaite de voir cet instrument se perfectionner et entrer dans la pratique.

Forceps général

La façon dont le forceps ordinaire prend la tête a été trop peu étudiée par les auteurs classiques.

Le précepte français est d'appliquer une branche de l'instrument sur chaque bosse pariétale. C'est là ce qu'on appelle une application régulière ; mais, dans les rétrécissements rachitiques, et en général dans les bassins plats, la tête est défléchie et se présente au détroit supérieur dans une position transversale. Il est le plus souvent d'une difficulté extrême de faire, dans ces conditions, une application régulière et on prend la tête comme on peut.

Les Allemands ne cherchent même pas à placer l'instrument selon le diamètre bi-pariétal. Ils placent simplement les branches directement, l'une à droite et l'autre à gauche du bassin, de sorte qu'une branche se trouve sur la face et l'autre sur l'occiput.

Dans le plus grand nombre des applications de forceps au détroit supérieur, l'instrument saisit la tête en une situation intermédiaire entre celle qu'on recommande théoriquement chez nous et celle où les Allemands la saisissent : la tête est presque toujours prise plus ou moins obliquement; elle se trouve aussi plus ou moins défléchie et c'est ainsi qu'on essaie de l'engager dans la filière. Qu'arrive-t-il lorsqu'on commence à tirer ? Comprimée transversalement par le forceps, la tête, d'une part, s'éloigne un peu de cette situation transversale favorable à l'engagement; d'autre part, elle se fléchit parfois un peu, mais pas au degré qui faciliterait cet engagement. Ce qui nuit bien davantage, c'est que la branche située entre la ligne innominée du bassin et l'occiput occupe un certain espace qui n'est pas seulement l'épaisseur même de l'instrument; il y a souvent entre la ligne innominée du bassin et la cuiller un espace assez considérable, car la forme de la branche métallique ne se moule pas sur la filière osseuse, elle rencontre la partie descendante de l'os pubis et la tête est ainsi éloignée, parfois, d'une façon très appréciable, de l'extrémité du diamètre transverse du détroit supérieur.

On conçoit facilement la condition fâcheuse qui en résulte pour l'engagement ; car, si l'occiput pouvait glisser transversalement jusqu'au contact de l'os iliaque, le diamètre qui arriverait à franchir le point rétréci serait assez voisin du diamètre bi-temporal, tandis que c'est un diamètre beaucoup plus grand qui est obligé de passer dans ce point rétréci.

D'autre part, nous voyons dans le livre de Delore et Lutaud : « Il faut toujours avoir présent à l'esprit l'axiome suivant : Les tractions avec le forceps sont *d'autant plus nuisibles à la réduction utile de la tête qu'elles sont plus énergiques.* »

Cette proposition n'est vraiment un axiome que si le forceps est placé dans la direction perpendiculaire à celle du rétrécissement à franchir, s'il est transversalement placé, par exemple, dans un cas de rétrécissement du diamètre antéro-postérieur. Cette proposition n'est plus aussi vraie si on fait une application oblique, et elle devient tout à fait l'opposé de la vérité, si on réussit à placer son forceps dans le sens du diamètre rétréci.

De telle sorte que l'on comprend la haute importance qu'il y aurait à avoir un instrument conformé de telle sorte que sa prise soit possible dans le sens antéro-postérieur du bassin.

On peut formuler ainsi les desiderata qui résultent de ce qui précède. Un forceps, pour faire passer le plus facilement possible une tête dans un détroit supérieur rétréci d'avant en arrière, devrait :

1° N'avoir sur les côtés du bassin aucune partie métallique pouvant gêner le glissement transversal de l'occiput jusqu'au contact de l'os ;

2° Saisir la tête et l'entraîner en la fléchissant au gré de l'opérateur, c'est-à-dire au degré et au moment convenables;

3° Enfin, comme il est admis par tous les accoucheurs que la compression transversale est nuisible, l'instrument devrait n'exercer aucune compression transversale, et produire dans le sens antéro-postérieur la compression inséparable de toute traction sur la tête.

Le forceps de Uytterhoven et Baumers, s'il était applicable, remplirait à peu près ces conditions; malheureusement il n'a jamais pu être appliqué chez la femme vivante.

Nous avons construit un forceps réalisant ces conditions; nous en avions un modèle imparfait depuis plusieurs années, sans avoir rien publié à son sujet; nous l'avons amélioré ces jours-ci. Le modèle que nous avons en main nous paraît devoir bien s'appliquer sur la femme vivante.

On peut dire de chacun des forceps jusqu'à ce jour employés que c'est un *forceps transversal.*

Celui que nous allons décrire est construit pour être placé indifféremment, soit dans le diamètre transverse, soit dans l'un des diamètres obliques, soit surtout dans le diamètre antéro-postérieur du bassin. Nous croyons pouvoir le désigner sous le nom de *forceps général*, il est assez léger (535 grammes).

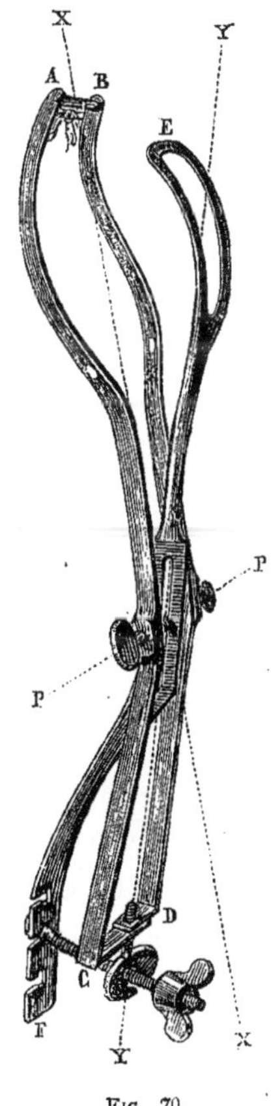

Fig. 70.
Forceps général.

Description du forceps général.— Ce forceps, dont cette gravure donne une idée assez exacte, est formé de deux branches opposées et croisées en PP (fig. 70), l'une, la branche ABC, est destinée à être placée dans la moitié postérieure du bassin ; l'autre, plus petite, EF, est destinée à être placée en avant, dans le voisinage de la symphyse pubienne.

La branche postérieure est formée elle-même de deux tiges symétriques, la tige AC et la tige BD; elles sont réunies ensemble en trois points de la façon suivante :

En AB, par quelques centimètres de lacet de soie passé dans des orifices, le nœud est apparent sur la gravure; mais, en réalité, il y a à l'extrémité de ce lacet deux simples nœuds noyés dans l'épaisseur du métal.

En PP, par deux vis reliées elles-mêmes ensemble à leur union à égale distance de chacune des têtes de ces vis par une pièce métallique qui permet à ces deux vis de faire l'une sur l'autre des mouvements angulaires dans le plan antéro-postérieur.

Enfin, en CD, par la vis Y, dont la direction YY montre bien que les deux tiges jumelles de la branche postérieure ne peuvent se rapprocher et s'écarter l'une de l'autre, qu'en pivotant autour de la ligne YY. Cette ligne fait un angle de 20° avec la ligne XX des cuillers.

La vis Y et l'une des vis P pénètrent dans l'une des deux tiges jumelles par une simple échancrure, et se fixent par quelques tours de la même manière que le pivot du forceps ordinaire; ce qui permet d'articuler et de désarticuler facilement le forceps.

La figure montre que le croisement des branches ne se fait pas en un point fixe, mais que la branche EF peut glisser, grâce à une coulisse dans laquelle passent les vis PP servant de pivot.

Le bas de la petite branche EF offre diverses échancrures où entre une vis à écrou mobile qui sert en même temps à tenir les branches rapprochées au degré où la main les aura conduites, et à fixer la hauteur de la branche EF, lorsqu'on aura utilisé le degré de glissement que l'on croit utile pour abaisser l'occiput, car cette petite branche doit toujours se placer du côté du bassin où est l'occiput.

En rapprochant les deux tiges jumelles de la branche postérieure, cette branche peut arriver à n'avoir plus que 2 1/2 cent. de largeur, en lui opposant la petite branche aussi élevée que sa coulisse le permet, on obtient un forceps presque symétrique, sans aucune courbure pelvienne, il est vrai, mais qui peut néanmoins se placer transversalement, même dans les bassins rétrécis, parce que cet instrument a ainsi des cuillers très étroites.

C'est ainsi qu'on placera ce forceps, soit dans le diamètre transverse, soit dans l'un quelconque des diamètres obliques ; puis, l'instrument placé, on élargit, autant que l'espace le permet, la branche postérieure avant d'exercer les tractions.

Mais cet instrument, avons-nous dit, est surtout fait pour agir directement d'avant en arrière comme le forceps d'Uytterhoven. Pour l'introduction voici comment on procède :

On place d'abord, comme une branche ordinaire sur le côté du bassin, la petite branche en ayant soin de choisir le côté où est l'occiput, on fait glisser cette petite branche jusque près de la symphyse pubienne, puis on procède au placement de la branche postérieure dont on a rapproché les tiges jumelles; celles-ci s'engagent de chaque côté du manche de la petite branche déjà placée.

L'extrémité de cette branche postérieure, est portée sur la main directement à la rencontre de l'angle sacro-vertébral, sans chercher encore à franchir ce point difficile. Pour y arriver sans déplacer la main intérieure qui guide la branche, on élargit celle-ci par l'écartement des tiges jumelles, le ruban se tend à 3 cent. environ, et on continue le mouvement ascensionnel de la branche, le ruban seul passe de la sorte entre la tête et le promontoire.

Si ce passage était encore trop difficile pour être effectué ainsi, on n'aurait qu'à désarticuler complètement les deux tiges jumelles, à les séparer, en dévissant la vis inférieure et à les pousser alternativement, de centimètre en centimètre, ce que permet la disposition du ruban qui relie leur extrémité. Nous ne pouvons dire le degré de difficulté qu'on éprouvera pour le passage de cette branche entre l'angle sacro-vertébral et la tête, mais nous avons la conviction qu'elle sera possible à toute main habituée à se servir des instruments d'obstétrique. Il ne reste plus qu'à articuler le forceps, et dans cette articulation la petite branche se joint à l'une des tiges jumelle à laquelle elle restera opposée; il faut donc la joindre à la tige qui occupe le côté du bassin où se trouve la face; de la sorte, la petite branche s'appliquera plus fortement sur l'occiput et l'engagera mieux dans le grand anneau allongé formé par la branche postérieure; on arrivera ainsi à tirer surtout l'occiput, tout en ne faisant aucune compression dans la direction transversale du bassin.

Nous n'avons pas encore eu l'occasion d'appliquer l'instrument que nous venons de décrire. C'est donc tout à fait théoriquement que nous avons fait cette description.

CHAPITRE II

TRACTEUR POUR APPLIQUER LA FORCE MÉCANIQUE

On peut voir, page 123 dans notre première partie les inconvénients des appareils à traction mécanique antérieurs à 1875. Nous construisîmes alors un appareil plus simple et mieux approprié que les précédents.

Nous nous sommes proposé les conditions suivantes :

1° Exécuter la contre-extension en prenant son point d'appui sur le bassin même, pour que la traction opérée soit uniformément soutenue ;

2° Tirer non dans une direction unique, mais tirer au gré de l'accoucheur, dans les diverses directions utiles aux divers temps de l'accouchement ;

3° Pouvoir appliquer ce tracteur sans être secondé par aucun aide.

4° Appuyer sur les ischions de façon que la pression soit supportée sans douleur par la malade et qu'aucune partie du tracteur ne gêne l'évolution du forceps et l'arrivée de la tête ;

L'idée qui sert de base à cet instrument, nous nous empressons de le dire, n'est pas une idée neuve, c'est celle de Joulin : *l'appui sur le siège même de la femme*, mais réalisée par un moyen absolument pratique et tout à fait commode.

L'aide-forceps de Joulin s'appuyait sur le périnée par une grande traverse droite, celle-ci devait porter largement sur toutes les parties molles du siège, sans viser spécialement aucun point particulier du squelette de la femme. Elle était *placée au devant du forceps* dont elle empêchait complètement l'évolution en avant. Enfin, elle barrait le détroit inférieur et fermait complètement la vulve. Cet instrument devait donc être enlevé, alors que la tête tout entière était encore logée dans l'excavation pelvienne. Il suffit, pour se convaincre des défauts que nous signalons, de regarder la figure 42 qui représente l'aide-forceps de Joulin.

DESCRIPTION DE NOTRE TRACTEUR

Cet instrument (fig. 71) se compose de trois parties : 1° un arc pelvien A B E C D ; 2° une tige pleine E F ; 3° une canule à vis droite F G.

L'arc pelvien est terminé à chacune de ses extrémités par une boucle quadrangulaire fléchie sur elle-même, de façon à constituer des espèces de cupules dans lesquelles viennent se loger les ischions. Ces boucles sont enveloppées de caoutchouc.

L'arc lui-même est constitué par deux pièces que réunit fortement la tige vissée en E, ce qui rend l'instrument moins volumineux une fois démonté et ce qui, dans certains cas, permet d'agrandir l'arc : quand la tête est très volumineuse, si on la trouve serrée par l'arc pelvien lorsqu'elle se dégage de la vulve, il suffit de dévisser un tour de la vis E, pour donner 1 centimètre de plus d'écartement entre les deux boucles d'appui.

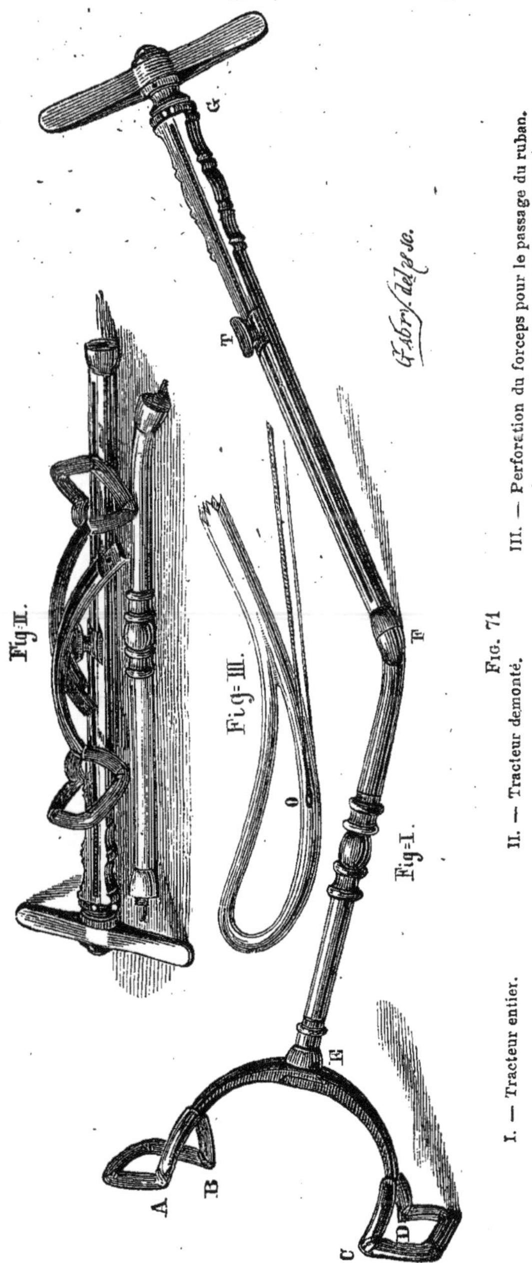

Fig. 71

I. — Tracteur entier. II. — Tracteur demonté. III. — Perforation du forceps pour le passage du ruban.

La tige E F est droite jusqu'à son extrémité F ou elle s'infléchit en avant; elle se termine en E par une vis solide réunissant les deux parties de l'arc, et en F elle s'articule par emboîtement dans la canule à vis, cette canule fait avec la tige E.F un angle de 160°.

La canule F G est donc inclinée

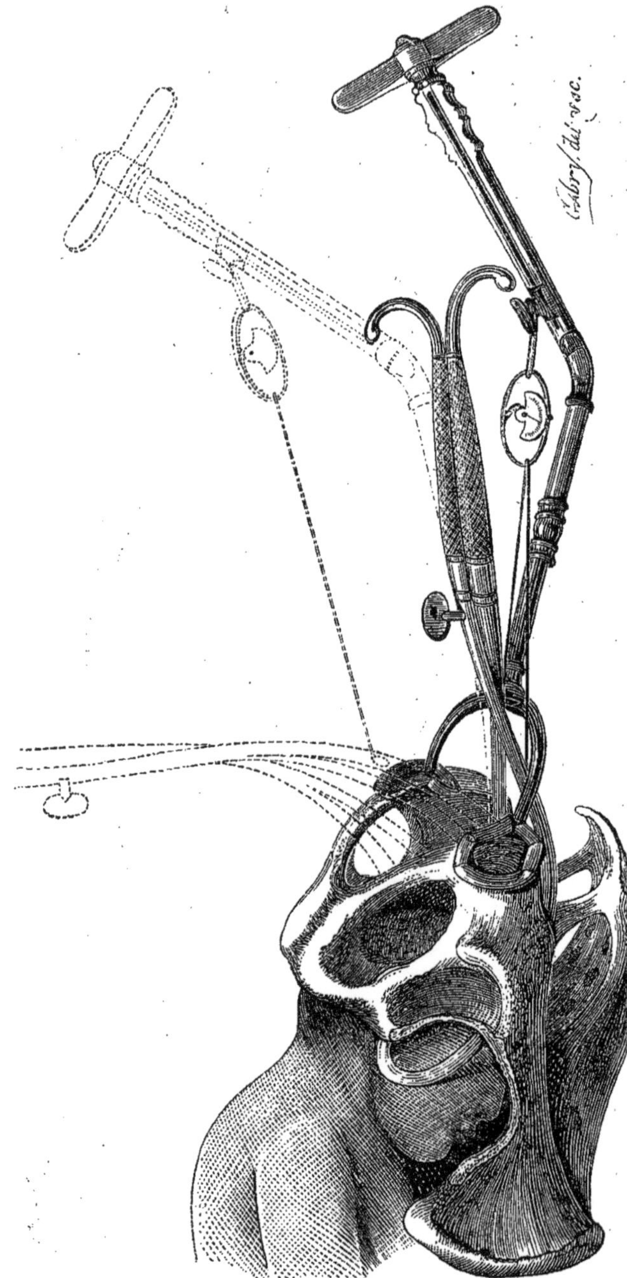

Fig. 72 — Tracteur tirant le forceps, la tête étant au détroit supérieur. La ligne ponctuée montre la situation du tracteur et celle du forceps après qu'on a produit, avec la main tenant les manches du forceps, le mouvement de levier qui fait pivoter la tête sous la symphyse. (Voir page 205.)

sur le plan général de l'instrument d'environ 30° ; elle renferme une vis qu'on fait mouvoir à l'aide d'une poignée transversale, et cette vis fait cheminer un taquet-écrou T. C'est à ce taquet-écrou que s'accroche l'anse des rubans qui tirent le forceps.

Ces rubans ne doivent pas être noués séparément au taquet, mais seulement à cheval, de façon à être également tendus.

Ces cordons doivent être noués de façon que la traction commence à s'effectuer lorsque le taquet est le plus près possible du point F. L'accouchement se terminera lorsque le taquet arrivera près du point G.

La figure montre ce tracteur démonté en E et en F ; l'appareil est alors assez peu volumineux pour entrer dans une poche.

La figure montre le point O où est percée chaque branche du forceps ordinaire pour y passer les rubans de traction. De cette façon, ils sont insérés sur le forceps au niveau même du centre de la tête. Cette condition est, à notre avis, de la plus haute importance.

Ce tracteur s'appuie sur le bassin même, en y prenant quatre points d'appui, un en avant et un en arrière de chaque ischion. Ces quatre points A B C D forment un quadrilatère divisant transversalement l'aire du bassin, et c'est dans ce quadrilatère que passent les cordons de traction. Il en résulte que l'instrument conserve de lui-même la position qu'on lui donne ; chaque tour de vis applique le tracteur plus fortement contre le bassin sans qu'il ait la moindre tendance à basculer.

Or, les ischions étant des tubérosités sensiblement arrondies, il est possible d'appliquer l'instrument contre ces tubérosités dans diverses positions, en faisant pour ainsi dire pivoter tout l'appareil d'arrière en avant autour de la ligne fictive qui réunirait ces deux os. L'accoucheur reste ainsi maître de la direction ; au début, il place le tracteur dans une position aussi postérieure que possible; puis, vers le milieu de l'accouchement, il change cette position; il relâche la vis et place l'instrument autant en avant que possible. D'autre part, si l'on remarque l'obliquité de la vis sur la figure générale de l'instrument, on reconnaît que cette vis, oblique en avant, change à chaque tour la direction de la traction. Celle-ci est de plus en plus antérieure à mesure que le taquet-écrou parcourt son trajet oblique. Cet instrument commence donc la traction en arrière et finit cette traction en avant dans une direction sensiblement perpendiculaire au détroit inférieur, après avoir tiré dans toutes les directions intermédiaires à ces deux extrêmes.

La figure 72 montre le tracteur tirant un forceps, la tête étant au détroit supérieur; le pointillé montre la position qu'aura l'instrument vers la fin de l'accouchement, le forceps s'étant relevé en avant et étant prêt à se dégager tout à fait.

Ce tracteur peut s'employer pour exercer les tractions sur le forceps habituel ; il permet de substituer aux secousses de nos efforts musculaires, une force mécanique soutenue, graduée, non aveugle, comme on l'a appelée, mais intelligemment dirigée et mesurée par un dynamomètre. Pour que cette traction soit uniformément soutenue, il faut lui donner un point d'appui réellement fixe sur le squelette du bassin. C'est ce point d'appui sur les ischions qui caractérise spécialement ce tracteur, que nous employons dans tous les cas de dystocie sérieuse.

Ce tracteur peut être employé par un opérateur seul, car il fait lui-même la contre-extension que l'on confie ordinairement à plusieurs aides dans toute application de forceps.

Il est encore possible d'associer dans une certaine mesure la traction mécanique avec l'action de levier qu'on imprime aux manches du forceps ; là encore, il rend un véritable service, qu'il est facile de comprendre, et qui nous a souvent été très utile. Ordinairement, quand on agit sur le forceps comme sur un levier, on imprime à la tête elle-même ce mouvement du levier, un point de la tête fournit le point d'appui en comprimant une petite région des voies génitales sur une surface osseuse. Il n'en est pas de même si le tracteur, tenant tendus les lacs implantés au centre de figure, on relève les manches du forceps ; alors on fait pivoter la tête autour des orifices du forceps où sont passés les rubans, et ce sont ces rubans eux-mêmes, ainsi que le tracteur, qui fournissent le point d'appui, sans occasionner à la femme aucune compression fâcheuse. Cette manœuvre devient très utile quand la tête arrive à se dégager tout à fait sous la symphyse pubienne.

La comparaison des effets obtenus par les tractions mécaniques avec ceux des tractions manuelles est, à notre avis, une étude à reprendre, en se servant, bien entendu, d'un forceps tirant exactement dans l'axe voulu, et à la condition d'employer la traction mécanique d'une façon interrompue, à de courts intervalles, par exemple, en tirant pendant deux minutes au plus, et suspendant deux minutes la traction. On imite ainsi la nature en suspendant les compressions, et on laisse reprendre la circulation du sang dans les parties comprimées, soit de la mère, soit de l'enfant.

La méthode graphique décrite ci-après permettra de conserver la notion exacte de ce qui sera employé de force, avec le renseignement important du temps pendant lequel cette force agit. Bien qu'on ne soit pas fixé définitivement sur l'intensité de la force à employer, il est prudent de ne pas dépasser 50 kilogr.

On arrivera à se convaincre que les tractions mécaniques, loin d'avoir pour but de permettre à l'opérateur d'augmenter la force employée, ont pour but de n'employer que des forces moindres, mais mieux administrées, si on peut s'exprimer ainsi, des forces distendant avec plus de régularité les tissus, utilisant le maximum d'élasticité de ces tissus, et les exposant moins à des lésions. Ces appareils, d'ailleurs, qu'on veuille bien le remarquer, ne fournissent pas de la force, ils ne font que modifier, transformer, multiplier celle que l'opérateur leur transmet.

L'opérateur continue à fournir la force ; mais seulement, au lieu de donner toute la puissance de ses bras, il n'agit qu'avec les doigts sur une vis, de façon qu'il ne se fatigue nullement ; à la fin de son opération, il dispose encore de toute sa liberté de corps et d'esprit, comme un homme qui n'est nullement fatigué. Avec une certaine habitude, même sans dynamomètre, sans appareil enregistreur de la force, on peut savoir d'une façon suffisamment approximative pour la pratique, quelle est la force qu'on transmet à son instrument, car on arrive à faire l'éducation de ses doigts pour les appliquer à une vis aussi bien que l'on fait celle de ses bras pour tirer à 40 ou 50 kilogrammes sur un forceps de Levret.

Les opérateurs qui ont publié leurs essais de traction par les moyens mécaniques, ne sont pas arrivés à des résultats concluants, parce qu'ils ont eu les inconvénients de forceps qui ne leur étaient pas habituels. C'est ce qui est arrivé à Wasseige se servant du forceps Chassagny, et ne réussissant pas à faire une application oblique pour avoir une prise régulière.

Il ne faut pas procéder ainsi; pour juger la valeur des tractions mécaniques, n'introduisez dans votre intervention aucun élément nouveau autre que la traction mécanique se substituant aux tractions à bras. Appliquez votre forceps habituel, et comme vous l'appliquez d'ordinaire, en ayant seulement eu soin d'y fixer des lacs passés par les quatre orifices pratiqués à 6 centimètres de l'ouverture supérieure de chaque fenêtre. Cela paraît trop haut, mais nous ferons remarquer qu'un forceps glisse toujours un peu avant d'avoir assuré sa prise sur la tête, ce sont ces dimensoins qui permettent le mieux de se rapprocher du centre de figure qu'on ne peut pas atteindre mathématiquement.

Nous terminons en disant que, pour notre compte, nous avons pu apprécier dans plus de cent cinquante cas les grands services que nous rendent les tractions mécaniques; c'est pourquoi nous ne consentirions pas à nous en priver.

Nous conseillons vivement à nos confrères de les étudier par eux-mêmes et de ne pas s'en rapporter à des boutades très spirituelles, nous en convenons, mais qui sont incapables de faire la lumière dans une question purement scientifique.

CHAPITRE III

MÉTHODE GRAPHIQUE

SON APPLICATION A LA PRATIQUE DES ACCOUCHEMENTS

Depuis les travaux de Joulin et Chassagny, on a cherché à préciser l'effort appliqué sur le forceps, et le dynamomètre est entré dans l'arsenal de l'accoucheur; mais cet instrument, déjà précieux, est encore insuffisant pour donner à notre intervention le caractère de précision désirable. C'est Joulin qui a le premier, en 1861, appliqué le dynamomètre en clinique obstétricale. Toutefois l'idée en avait été émise déjà par Bernard (d'Apt), en 1855[1].

Le dynamomètre, bien que très utile, ne nous satisfait pas entièrement par l'indication qu'il fournit sur l'effort appliqué sur le forceps.

Toute force offre à considérer : le temps pendant lequel elle dure et son intensité aux divers moments de son application. Il nous faut absolument ces deux éléments pour l'apprécier exactement; il ne suffirait même pas

[1] *Du forceps assemblé*, par Camille Bernard (d'Apt), 1855, p. 52.

d'avoir, d'après le calcul mécanique, le total de kilogram-mètres produits; il faut conserver séparément les deux facteurs *intensité* et *durée*. Or, le dynamomètre ne donne que l'intensité sans pouvoir indiquer la durée de l'effort. On nous parle de l'intensité de la force utilisée dans les applications de forceps, mais la durée est négligée : c'est comme si on voulait connaître une surface rectangulaire en n'indiquant que sa longueur

Récemment M. Fochier présentait à la Société des sciences médicales un fait très important, mais sur les conclusions duquel j'ai dû faire des réserves. Un accouchement a été terminé par lui en tirant les cordons du forceps à 80 kilogrammes; l'enfant a vécu et la mère n'a pas eu d'accidents.

Cet accoucheur en a conclu que dorénavant il ne ferait plus la crâniotomie sans avoir porté sa traction à 80 kilogrammes. Mais sera-ce pendant une seconde ou pendant quelques minutes ? Cette notion est capitale et s'il eût pu la fournir, son observation eût été capable de fixer ce point de la science.

Ce fait donne une idée des services que la méthode graphique peut rendre à la clinique obstétricale.

La méthode graphique pour l'étude des efforts a cela de précieux qu'elle enregistre à chaque instant la force employée et quelle laisse des tracés comparables entre eux, tracés fournissant ce double renseignement : notion de la force et notion du temps pendant lequel elle est employée; les variations d'intensité sont elles-mêmes marquées avec leur durée relative.

Malheureusement, jusqu'ici, la méthode graphique n'a servi qu'à mesurer des efforts de compression ou des mouvements musculaires, et jamais, on n'a encore, que je sache, réussi à écrire des forces procédant par traction directe sur une corde. J'ai consulté des ingénieurs pour savoir si cela a été fait dans l'industrie, ils ne m'ont rien indiqué ; je crois qu'on n'a encore aucun moyen de saisir graphiquement les forces de traction. J'ai cherché un moyen et j'ai eu la satisfaction d'en trouver un assez satisfaisant.

DESCRIPTION DU DYNAMOGRAPHE

Remplacer le dynamomètre métallique ordinaire par un fort réseau de filet en corde fine, mais solide et faire exercer les tractions sur l'ensemble de toutes les mailles réunies aux deux extrémités du filet par des boucles métalliques disposée *ad hoc*; dans l'intérieur de ce filet, placer un ballon de caoutchouc contenant environ 100 grammes d'eau. Cette eau sera d'autant plus comprimée par l'allongement du filet que la traction sera plus énergique sur les deux boucles métalliques.

Voilà donc notre traction transformée en pression enregistrable par un appareil graphique ; il suffit pour cela de mettre le liquide du ballon en communication avec une colonne mercurielle soulevant le flotteur qui écrit. Nous avons antérieurement décrit sous le nom de tocographe cet appareil enregistreur.

Telle est la disposition de ce petit appareil dont on peut prendre une idée assez exacte dans la figure 73. Cette figure montre encore une disposition de tubes pour l'inscription des pressions intra-cérébrales qu'occasionne le forceps dans des expérimentations d'amphithéâtre.

Après avoir ainsi appliqué la méthode graphique, je l'ai décrite, et j'ai publié une brochure qui en renfeme tous les détails et que j'ai reproduite en janvier 1880, dans les *Archives de Tocologie ;* elle contient un tracé ainsi obtenu, en faisant avec notre confrère, le docteur Marduel, un accouchement au moyen du forceps de Pajot dans un cas de position occipito-postérieure, non

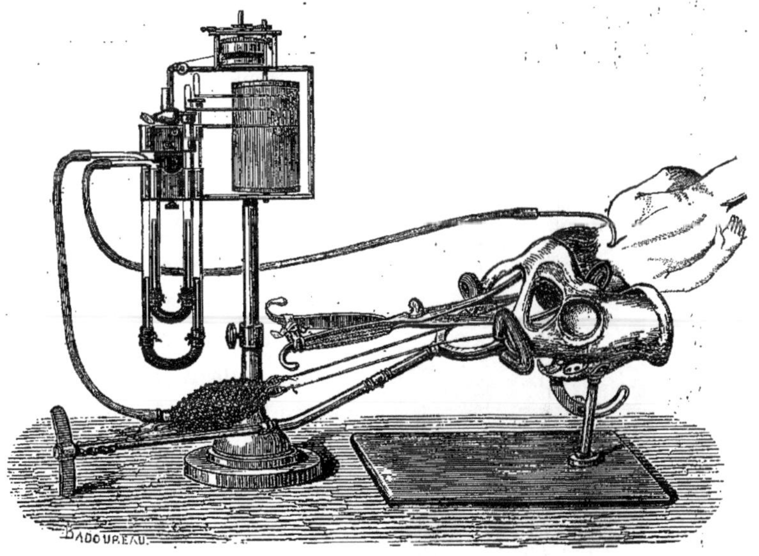

FIG. 73

réduite, dans un bassin modérément rétréci. Je reproduis ici ce tracé figure 74.

La hauteur de la colonne mercurielle soulevée, est d'autant plus considérable que la traction est plus forte ; toutefois cette hauteur n'est pas proportionnelle à la force, il est nécessaire de faire à l'aide d'essais avec des poids une échelle qui indique quelle force en kilog. correspond aux diverses hauteurs.

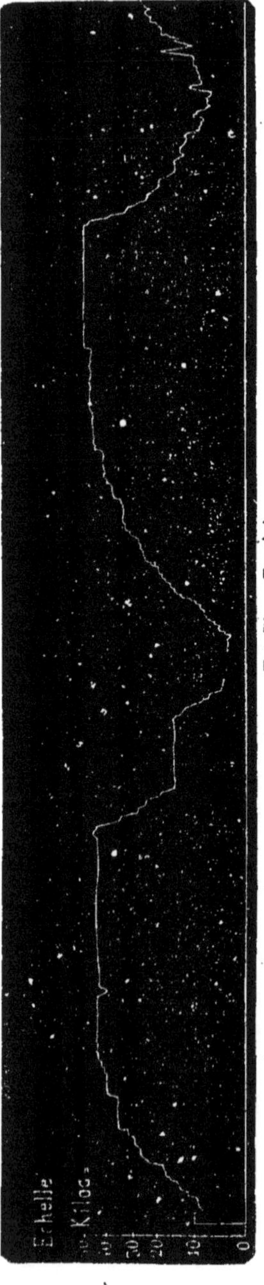

Fig. 74. — Tracé 1.

Sur ce tracé n° 1 (fig. 74), on voit, dans chaque effort de traction, la courbe s'élever par des espèces d'escaliers correspondant chacun à un tour de visdu tracteur, et, lorsqu'on cesse de tourner la vis, on obtient des traits horizontaux.

Dans l'une de ces tractions, nous avons obtenu un plateau horizontal qui correspond à une traction de 50 kilogrammes ; la tête ne s'engageant pas, le trait est horizontal; après deux minutes, nous avons relâché la traction, et l'on voit l'escalier de descente.

Les tractions mécaniques permettent seules d'obtenir des forces constantes et uniformément soutenues au gré de l'opérateur.

Si le forceps est tiré par les mains, on obtient des lignes sinueuses à sommets très irrégulièrement élevés alors que l'accoucheur croit soutenir une même traction, surtout lorsque les bras sont déjà fatigués.

Le tracé n° 2 (fig. 74 *bis*) montre la traction opérée par les mains. Dans les services obstétricaux de Paris, où les chefs de service se préoccupent tant des questions scientifiques, on pourra, avec le temps, voir une femme ayant un bassin rétréci accoucher plusieurs fois ; on gardera au dos de l'observation de chaque accouchement le tracé des tractions opérées, et si on a employé divers forceps, on pourra plus tard tirer de la comparaison de ces tracés des conclusions importantes.

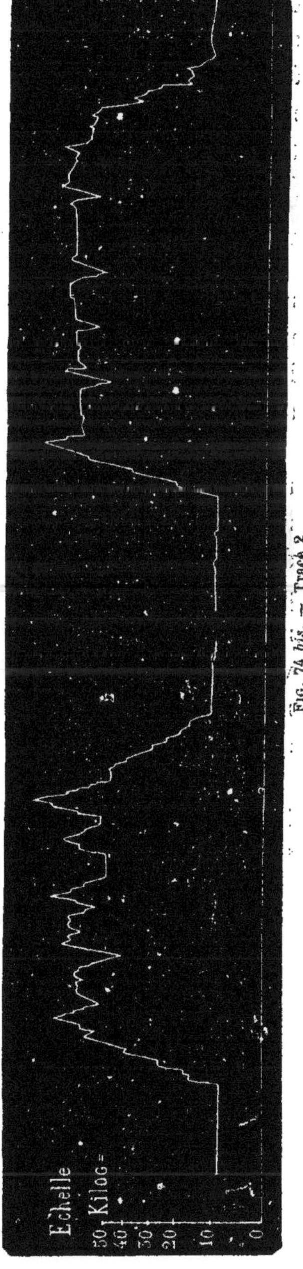

Fig. 74 *bis*. — Tracé 2.

APPLICATION DE LA MÉTHODE GRAPHIQUE AUX EXPÉRIENCES OBSTÉTRICALES

Depuis longtemps on a cherché expérimentalement à étudier les faits de l'obstétrique en reproduisant, autant que possible, sur le cadavre les conditions de pression de la tête dans les bassins rétrécis. Mais les moyens mécaniques manquant aux expérimentateurs, ils sont loin de s'entendre sur leurs résultats ; les mêmes expériences faites par deux auteurs donnent des résultats différents ou au moins sujets à des interprétations différentes. Cela provient, à notre avis, en grande partie de l'insuffisance du dynamomètre employé jusqu'ici dans les expériences des auteurs. Ces auteurs étaient excusables, l'industrie ne fournissant pas de moyen plus parfait que le dynamomètre pour mesurer une force de traction.

Nous croyons que ces recherches gagneront à être reprises avec un moyen plus parfait que le dynamomètre ; il y aura surtout utilité de le faire pour comparer les divers forceps, ce que le manque de temps seul nous a empêché de faire dans cette thèse.

En se servant de cet appareil pour faire des expériences, on pourra déterminer, par exemple, ce que l'on ne sait pas du tout, quelle pression intra-crânienne résulte d'une traction donnée. Il est possible que, avec tel forceps, plus élastique, à forme un peu différente, la même traction ne produise qu'une pression moindre. Ce renseignement viendrait alors enrichir nos connaissances ; on sait seulement, ce que Delore a démontré, que les pressions limitées sont plus nocives que les pressions larges. On sait aussi, depuis la thèse de Duret[1], que les secousses brusques, dans les tractions, sont infiniment plus dangereuses que les tractions progressivement augmentées, mais sans secousse.

Nous pensons que la méthode graphique, appliquée à ces recherches, est capable de porter une très grande lumière sur ce point obscur de la science. Nous n'avons pas la prétention d'apporter aujourd'hui la solution de ces problèmes qui nécessitera de nombreuses expériences;

[1] V. un article de Budin, *Progrès médical*, 1878, p. 198.

nous nous bornons à faire connaître la méthode que nous employons pour ces comparaisons.

Le tocographe enregistre les pressions produites sur la masse encéphalique par une application de forceps dans le bassin rétréci, en même temps que la force de traction appliquée dans cette expérience est enregistrée sur le même cylindre.

Pour obtenir la pression intra-crânienne produite par l'action combinée du forceps et du bassin pendant l'expérience, nous faisons une incision au niveau des cinquième, sixième et septième vertèbres cervicales, nous enlevons les arcs postérieurs de ces trois vertèbres; les enveloppes médullaires étant incisées, nous introduisons au centre de la substance nerveuse une sonde légèrement flexible dont l'extrémité est coiffée d'un très petit ballon de caoutchouc. Nous nous servons de la sonde en caoutchouc durci qui est employée pour cathétériser la trompe d'Eustache; ce ballon est poussé jusqu'au milieu de la masse cérébrale en se créant une voie dans la moelle et le bulbe; on lie ensuite avec soin la dure-mère cervicale sur la sonde; une cuillerée à bouche d'eau est injectée dans le ballon, et l'on met cette sonde en communication avec l'une des deux colonnes mercurielles du tocographe pendant que l'autre enregistre les tractions faites sur le forceps. Le liquide du ballon intra-cérébral, lorsque l'on tire ensuite le forceps, reflue dans la sonde comme le ferait sur le vivant le liquide céphalo-rachidien.

On obtient ainsi pour ces expériences une tête transmettant avec une grande sensibilité les moindres tractions faites sur le forceps. La figure 73 montre la disposition de ces divers appareils tels qu'ils doivent être dans les expérimentations d'amphithéâtre pour les diverses recherches de mécanique obstétricale. Il n'y a qu'une très légère inexactitude dans cette gravure, elle représente les deux cordons tirant le forceps, noués séparément sur la boucle métallique du filet de corde; il faut là une simple anse de deux cordons passée dans cette boucle de façon qu'il y ait possibilité de glissement et toujours traction également répartie sur les deux cordons.

CHAPITRE IV

SYSTÈME D'UNE POIGNÉE RIGIDE A ATTACHES SOUPLES POUR TIRER LE FORCEPS SUIVANT L'AXE DU BASSIN

Le méthode Tarnier pourrait ainsi se définir : Réunir sur un même instrument l'application de ces deux principes, traction s'exerçant toujours dans l'axe de l'excavation, liberté entière d'évolution laissée au forceps. Cette méthode, je la crois parfaite, mais l'instrument de Tarnier me paraît présenter quelques défectuosités.

Quant à la *direction* des tractions, voici comment il réalise le principe de Hubert : Il tire très bien dans l'axe, lorsqu'on fait des applications directes ; mais il s'en éloigne d'une manière très notable lorsqu'on l'applique obliquement. Or, au détroit supérieur, la tête étant généralement transversale, on doit s'efforcer de faire une application aussi oblique que possible, mais alors le milieu de la poignée tend à s'éloigner du plan médian de la femme, et si on le ramène dans ce plan on ne peut pas le reporter en arrière dans la direction de l'axe du détroit supérieur. Tarnier signale cela dans sa communication du Congrès de Londres. Il propose même alors une troisième articulation à ajouter à sa tige pour essayer d'atteindre le but.

Le forceps Tarnier réalise moins bien encore le principe de Chassagny, il n'atteint pas la complète liberté du forceps, que les rubans insérés au centre de figure nous donnent si bien.

Il est facile de s'en convaincre en examinant successivement le degré de liberté laissé au forceps pour évoluer autour de ses trois axes.

A. *Rotation du forceps autour de l'axe transversal des cuillers.* — Les tiges de traction sont articulées sur le forceps non au centre de figure, mais environ 5 centimètres plus bas; certains mouvements utiles qui se produiraient si la tête était tout à fait libre ne se produisent pas, gênés par cette traction au bout d'un levier de 5 centimètres qui imprime sa direction. Chassagny, dans une brochure de 1877, où il apprécie le forceps Tarnier, a vivement insisté sur cette imperfection de l'instrument. On peut répondre que cet écart de 5 centimètres dans l'insertion de la force a peu d'importance dans la pratique; c'est vrai jusqu'à un certain point. Toutefois il faut appliquer complètement à une méthode les principes sur lesquels elle repose, si faire se peut, et ici cela est possible.

B. *Rotation du forceps autour de l'axe vertical des cuillers.* — Si l'instrument de 1877 ne pouvait pas permettre ce genre de rotation, M. Tarnier, depuis cette époque, a bien corrigé ce défaut, par la mobilité de la poignée en deux sens différents. L'instrument actuel a dans ce sens une liberté satisfaisante.

C. *Rotation du forceps autour de l'axe antéro-postérieur des cuillers.* — Parmi les nombreuses critiques imprimées, nous n'avons vu nulle part signalée l'imperfection que le forceps Tarnier présente à ce point de vue; il ne laisse à la tête aucune mobilité autour de l'axe antéro-postérieur des cuillers, genre de mouvement qui permet à une cuiller de descendre plus rapidement que l'autre. Ce déplacement incline le forceps et fait que l'extrémité des manches sort du plan médian de la femme pour se porter à droite ou à gauche.

L'insertion des tiges de traction sur deux points distants transversalement de 8 centimètres environ ne permet pas à la tête ce genre de mobilité, car, pour l'incliner ainsi, il faudrait que la main qui tire sortît elle-même du plan médian, ce qu'elle ne fait pas, puisqu'on ne sait pas d'avance le moment où ce mouvement serait utile. Or, cette descente inégale des cuillers est très fréquemment utile, nos rubans lyonnais l'ont prouvé surabondamment. Pour notre compte personnel, nous avons fait plus de cent cinquante fois des tractions mécaniques dans des cas de dystocie sérieuse ; dans plus de la moitié des cas, peut-être les deux tiers, nous avons vu les manches du forceps s'incliner, à un moment donné, soit à droite, soit à gauche, pendant que notre traction continuait de se faire dans le plan médian. L'instrument de Tarnier a, sur ce point, une infériorité évidente. En un mot, le forceps Tarnier donne très bien à la tête la liberté autour de l'axe vertical, il lui donne seulement assez bien la liberté autour de l'axe transversal, mais il la lui refuse entièrement quant à l'axe antéro-postérieur.

Ces imperfections viennent se joindre à la complication

instrumentale qui rend difficile le nettoyage des anfractuosités des articulations métalliques; nous avons donc cherché autre chose que l'instrument de Tarnier pour que sa méthode réalisât, par un moyen plus simple, l'application entière des deux principes sur lesquels elle repose.

Nous n'adoptons pas non plus les cordons ou rubans de Chassagny et de Laroyenne qui sont tirés simplement par les mains ou un moyen mécanique. Ils ne peuvent pas se porter assez en arrière pour tirer dans l'axe du détroit supérieur.

Tarnier avait pris comme Hermann une tige de traction métallique mobile; il lui avait donné la courbe du forceps de Hubert et autant que possible l'insertion des rubans de Chassagny. Notre système reprend les mêmes éléments, et les dispose d'une facon un peu différente cherchant à emprunter aux rubans ce qu'ils ont de bon et à la tige métallique courbée ce qu'elle a d'excellent. Nous organisons une tige de traction indépendante moitié souple, moitié rigide. Nous lui donnons, comme Chassagny, à sa jonction au forceps, l'insertion tout à fait au centre de figure par des attaches souples, permettant tous les mouvements désirables; au niveau du périnée, elle prend la rigidité métallique de la tige de Hermann et la forme de Hubert pour pouvoir contourner le périnée. Nous avons même emprunté de Tarnier la forme exacte de son manche transversal, ce qui montre bien la filiation des deux instruments.

On obtient ainsi une traction tout à fait rectiligne dans l'axe de l'extrémité des cuillers.

Nous avons tenté de grouper d'une façon satisfaisante les moyens déjà employés, mais qui, jusqu'ici, disséminés et séparés, manquaient en grande partie leur but.

Si nous avons réussi à faire quelque chose d'utile, ce que nous espérons, ce ne sera que par une juste adaptation, une combinaison de ce qui existe de bon dans plusieurs instruments connus. Ce système, au point de vue de la réalisation correcte du principe de traction dans l'axe, remplit complètement les conditions théoriques recherchées.

Pratiquées ainsi, les tractions acquièrent une direction absolument satisfaisante ; il est dès lors incontestable que l'on épargne à la femme toutes les compressions et attritions de tissus qui résultent des écarts de direction, et qui jouent un si grand rôle dans la pathogénie des complications des suites de couches.

Description. — Ce système s'adapte à un forceps quelconque ayant des orifices perforés au niveau du centre de figure[1]. Avant d'exercer les tractions, il sera nécessaire d'attacher les manches ensemble, à moins qu'ils ne soient munis d'une vis d'arrêt, comme celle du forceps Tarnier ou d'une crémaillère ayant le même but : non pas faire une compression, mais fixer les branches au contact de la tête.

On passe un ruban dans les trous de chaque branche, puis on fait l'application du forceps comme d'ordinaire.

Le forceps introduit, on noue ces rubans de façon à faire une anse venant se terminer sous le forceps à 2 ou 3 centimètres plus bas que le pivot d'articulation, en ayant soin que le nœud ne soit pas à la partie inférieure de cette anse.

La poignée est une forte tige d'acier droite dans une longueur de 15 centimètres ; puis coudée à angle droit et

[1] On doit placer ces trous à 5 ou 6 centimètres de l'extrémité des cuillers.; cela paraît un peu haut, mais il faut songer au glissement du forceps avant d'arriver à tirer efficacement.

continuée par une partie arquée, longue de 10 centimètres environ ; elle porte à son extrémité un bâtonnet mobile comme celui qui sert pour tirer le forceps Tarnier. Cette tige coudée présente deux dispositions qui constituent à elles seules tout le mécanisme de cet instrument, si on peut appeler instrument un appareil aussi simple :

1° L'extrémité libre de la tige, l'extrémité qui pénètrera dans le vagin est terminée par une grosse olive, percée longitudinalement d'un large orifice, semblable à celui des serre-nœuds à corde ; l'anse de rubans sera passée dans ce trou.

2° Le coude de la tige présente un petit prolongement en arrière pour retenir l'anse de rubans qui va être mise simplement à cheval dans la dépression réservée sous ce tenon ; cette dépression sert de poulie de réflexion à l'anse de rubans.

L'anse de rubans est passée dans le trou qui est à l'extrémité de la tige, on repousse cette tige dans le vagin jusqu'à ce qu'elle arrive environ à 1 ou 2 centimètres de la tête fœtale, on met l'anse de rubans à cheval sur la partie coudée de la tige et on exerce les tractions manuelles sur le bâtonnet ou bien on y accroche un tracteur mécanique. Il est facile de comprendre que les rubans allant à chaque cuiller seront toujours également tendus et que, si une cuiller descend par l'inclinaison du forceps, le ruban qui la tire glissera sur la partie coudée de la tige qui sert de point de réflexion.

Nous aurions pu mettre là, ce qui eût été facile, une poulie ou une tige basculante de 4 centimètres de longueur, et à chaque extrémité de laquelle on aurait accroché l'anse de rubans allant à la cuiller correspondante du forceps.

Quoique cette addition n'eût pas compliqué beaucoup notre poignée, nous n'avons pas cru devoir la faire, estimant que le frottement de l'anse de rubans sur une partie très polie n'empêche pas de se tendre également des rubans tirés par une force variant de 30 à 50 kilogrammes.

Il est facile de se rendre compte, sur la figure 75, de la perfection avec laquelle s'exerce la traction au point de vue de l'axe qu'on cherche à atteindre.

Une coupe du bassin et du périnée montre le forceps placé au détroit supérieur ; une ligne droite représente l'axe des cuillers du forceps, elle est dans la situation de l'axe du détroit supérieur.

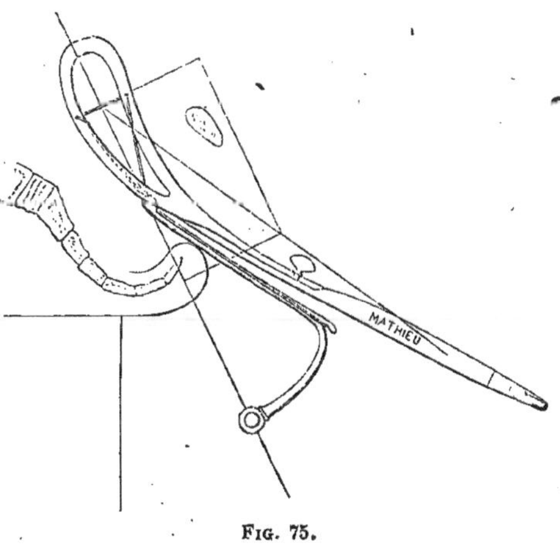

Fig. 75.

Le centre de figure où les rubans prennent leur point d'attache, l'olive perforée qui termine supérieurement la tige et le milieu du bâtonnet où s'exerce la traction, ces trois points sont absolument sur la ligne d'axe.

La tige métallique contourne le périnée et reporte la traction au point voulu.

Les deux figures suivantes (fig. 76 et 77) montrent que les deux extrémités de la poignée, l'olive perforée et le milieu du bâtonnet restent toujours sur la ligne d'axe de la filière pelvienne dans le plan médian de la femme, quelle que soit la déviation et l'inclinaison du forceps en tous sens.

La figure 76 A montre le forceps placé transversalement, la ligne de traction coïncide avec l'axe des cuillers

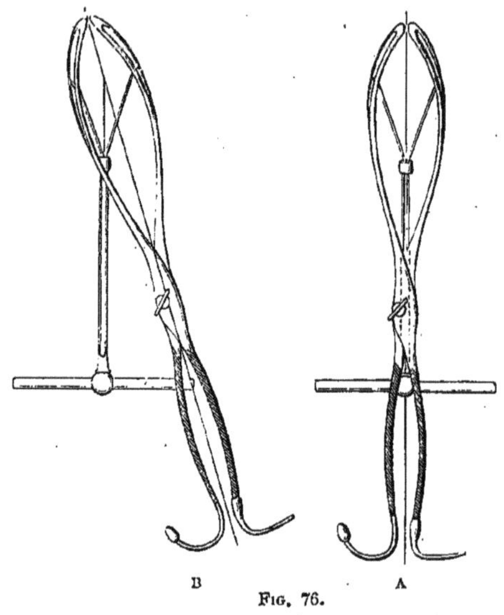

Fig. 76.

du forceps. Dans la figure 76 B le forceps s'est incliné par la descente plus facile et plus rapide de la cuiller droite, les manches de l'instrument s'inclinent à gauche, mais les deux points extrêmes de la poignée métallique continuent la traction dans le plan médian de la femme sans s'écarter de l'axe de la filière.

La figure 77 montre le forceps dans une situation oblique exagérée, car elle est presque complètement antéro-postérieure. Les deux extrémités de la poignée sont toujours dans la direction voulue. Le parallélogramme des forces permet de se rendre compte de la quantité plus grande de force qui serait nécessaire pour le même effet utile, si on tirait en avant.

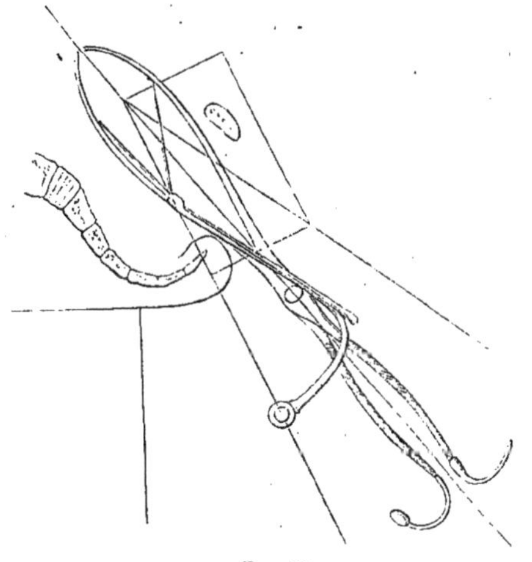

Fig. 77.

La figure 78 montre la main de l'opérateur effectuant avec le forceps le dégagement de la tête ; la poignée a simplement été abandonnée. L'opérateur n'a en main que son forceps habituel, aucune tige métallique ne modifie la délicatesse de ses impressions tactiles.

La figure 79 montre l'insertion des anses de rubans tout à fait au centre de figure, sur la barre transversale que Chassagny a ajoutée à son forceps.

La figure 80 montre ce qu'il y a de plus pratique : la poignée tirant un forceps ordinaire de Levret ; c'est même un modèle ancien, très peu courbé, dont on a eu, croyons-nous, tort de s'écarter un peu.

On peut dire que si, au milieu du dernier siècle, Levret, après avoir courbé son forceps, avait eu l'idée de le perforer pour y mettre des rubans et de tirer ces rubans par la poignée que nous venons de décrire,

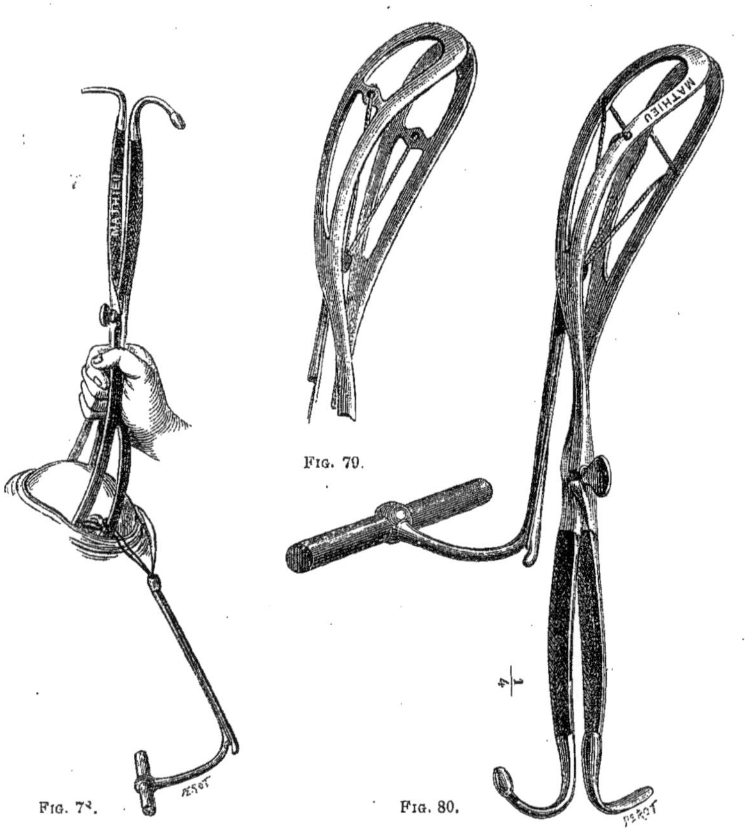

Fig. 78. Fig. 79. Fig. 80.

il aurait constitué, par cela seul, un mode de traction plus parfait, à notre avis, que tous ceux publiés jusqu'à ce jour.

FIN

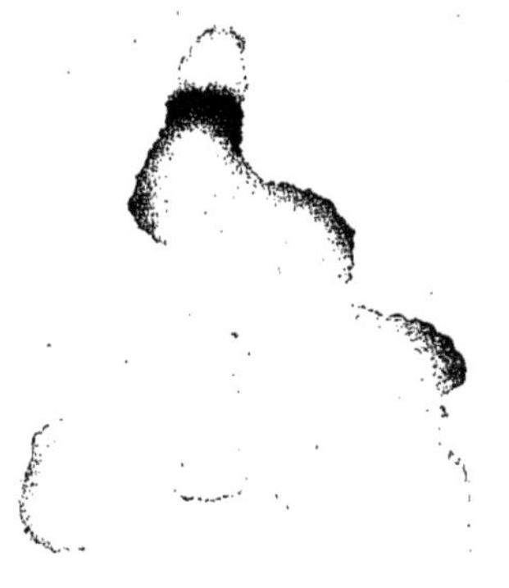

TABLE DES MATIÈRES

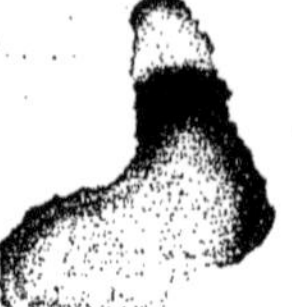

DEUXIÈME PARTIE

LYON. — IMPRIMERIE PITRAT AINÉ, 4, RUE GEN[TIL]

LYON. — IMPRIMERIE PITRAT AINÉ, 4, RUE GEN

www.ingramcontent.com/pod-product-compliance
Ingram Content Group UK Ltd.
Pitfield, Milton Keynes, MK11 3LW, UK
UKHW020451200726
13857UKWH00002B/660